The Use of the Self
F. M. Alexander

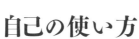

自己の使い方
横江大樹〈訳〉

興味を持って私のワークに参加してくださった方々に
捧げます。皆さんのおかげで私は実体験を得て、この
本に書いてあるように仕上げることが出来ました。

著者　フレデリック＝マサイアス＝アレクサンダー
翻訳者　DJ（横江大樹）
初版は 1931 年大英帝国にて刊行
この訳出にあたっては
Centerline Press, 2005 Palo Verde Avenue, Long Beach, California, 90815
ISBN-0-913111-01-5
1984 年版を使用

目次（contents）

感想文　　城山美津子 ……………………………………………… 5

翻訳者前書き　　DJ（横江大樹）………………………………… 7

紹介文　　ジェニファー＝ミゼンコ（2009年）………………… 13

紹介文　　マージョリー＝バーストー（1983年）……………… 16

紹介文　　ジョン＝デューイ（1939年）………………………… 21

序文　1931年版 …………………………………………………… 29

序文　1941年 新版 ……………………………………………… 33

第1章　進化するテクニーク ………………………………… 38

　第1章解説 ……………………………………………………… 74

第2章　使い方と機能の仕方を反作用に関連して調べる……… 105

第3章　ゴルフをするときに目をタマに置いていられない人 ……… 113

第4章　吃音の人 ……………………………………………… 132

第5章　診断と医療的な訓練 ………………………………… 153

付録　リトルスクールと教師養成学校について……………… 183

　教師養成学校とリトルスクールのその後および現在のアレクサンダー世界状況
　……………………………………………………………………… 191

用語集………………………………………………………………… 198

自己の使い方　感想文

　翻訳者の DJ さんから感想が欲しいといわれたのですが、とんでもない偉い先生方のことを私みたいな普通のムスメがいろいろ言ってもいいのかしらと初めは思いました。でも、他にもこの「歴史的な書物」が重すぎるというような人がいるだろうから、そういう人のためにも何かできるかもしれないし、ちょっぴりお小遣いももらえるみたいだし、軽い気持ちで引き受けることにしました。

　私の場合、あまりマニアっていうほどレッスンに通い詰めているわけじゃなく、初回は去年でしたか、まず一週間に一度ずつくらい個人レッスンを受けて、そのうちに、ときどき一日グループワークに出ているくらいです。ずっとヨガとかダンスとかやっていて、お芝居や歌も大好きで、ヒーリングなんかも面白そうだし……というところにアレクサンダーテクニーク（アレキサンダーテクニック）のことを友人に聞いたのがきっかけです。踊りのせいかなんか知らないけれど筋肉痛とか腰が辛いとかそういうのがあって、それが良くなるかと。レッスンに行きしばらくすると何年も続いていた足腰の痛いのが減ったりダンスも上手になったりして驚きましたが、それ以上に思いも寄らなかった変化に驚きました。例えば、冷え性やゆううつな生理痛が軽くなってきたり、彼氏とのちょっとしたケンカや職場のイライラを結構ひきずるタイプだったのだけれど、人間関係でもそういうマイナスな感じが減ってきたりしています。

　この「自己の使い方」を、試しに、といわれて読んでみて、はっきりいってヘタクソな文章だなと初めに思いました。特に第一章はラリラリで、適当に流し読みしたくらいでは、くどいくせにひどくわかりにくいように見えました。それが、自分のレッスンが進んで体験が増え、ますます疑問も増えてきたころに、もしかしてと思ってもう一回読み直したら、FM さんの苦しんだ跡が浮かび上がってきたように、自分のことのように、おぼろげながら何かが見えてきました。「あれっ、これって参考になる。」と思いました。第 2 章からもあれこれ書いてありますが、特に第五章のお医

者さんとの関係みたいな箇所には「なるほど」ということが結構あって、100年前のイギリスと今の日本とあまり変わっていないみたいですし、そうした大きな問題にどうやって対応するかという記述があるように見えました。

　それで、「自己の使い方」がまだまだ初心者の私にも役立つなら、他の人もそうかもしれないと、今ではそんな印象を持っています。アレクサンダー教師になるには何年もかかりタイヘンそうで以前は全くそんなことを思いつかなかったけれども、最近になって付録を読むと、何となく教師養成コースに入ってみてもいいかなって気もしてきたようなしないような、ちょっと冒険したいような怖いような、複雑な気分になります。

　ではでは。

2009年11月15日　　城山美津子
アレクサンダーテクニークの単なる初心者生徒

翻訳者前書き

　創始者フレデリック＝マサイアス＝アレクサンダー氏（以下、FM 氏）の名前にちなんで「アレクサンダーテクニーク」（AT）と周囲から呼ばれるようになったこの教育的手法は、本場英国で 100 年の歴史を超えました。テクニークがわが国に本格的な導入がなされ教師養成学校が創設されてからでも 20 年以上が経ち、関係書物が日本語でもぼちぼち手に入る昨今になり、喜ばしいことではあります。しかしながら日本語で、その大黒柱であるはずの FM 氏本人による著作に手付かずでこれまで 1 冊も読めなかったとは、Hands on ならず、なんという片手落ち。

　数ある AT 関係書籍のなかで、誰よりも創設者の書いた著作こそが一番原点に忠実でありましょう。FM 氏の記述した著作が生涯に 4 冊、講演や論文をまとめたものが 1 冊あり、全 5 冊のうち英語圏において最も親しまれている本書「自己の使い方」は 3 冊目にあたります。氏の著作の中で本書が一番人気のようで英語ではペーパーバックで出ています。その理由はページ数が手軽なわりに内容が濃くかつ実践的だからでしょう。アレクサンダーテクニーク紹介であると同時に、自習教材でもあります。

　序文から推察すると、書き下ろし当時（日本では昭和ひとけたの頃）には、既刊の 2 冊をすでに読んでいるにもかかわらず「よくわからない」と、つまり、このテクニークをより深く知りたいファンが読者層の中心だったようです。ということは、いきなり本書に出会うと連続ドラマの途中から見たようなわかりにくさがあるようです。

　そこでこの日本語版ではなるべく忠実に全文の完全翻訳をして、その上で初めてアレクサンダーテクニークに出会う方にも読みやすいように独自に工夫しました。丁寧な前書き・解説・用語解説を翻訳者が書き下ろしました。アレクサンダーテクニーク教師養成学校でトレーナーをしてきた経験が生かされているとよろしいのですが……。

　さっそく読者のために、本書の歴史的背景を軽くお知らせしましょう。

　不屈の意思を持って、おそらくダーウインやアインシュタインを超え

る実践的な発見を成し遂げた天才 FM= アレクサンダー氏（豪州タスマニア島生、1869～1955）は、明治元年頃に出生しました。19世紀末のオーストラリアで自分の発見を元に構築した原理と手順をしっかり応用して教え始めました。1904年に英国ロンドンに移住してから26年が経過した1930年、FM 氏が還暦を迎える頃に本書が書かれました。自分が役者（朗誦家）だった関係で当初は他の役者や歌手など芸能仲間とワークが進みました。そのうちに「不治の」病に悩む人・「精神障害」と言われた人・子供たちなども含め、ありとあらゆる年齢・職業の人と世界各地で積極的に続けられた個人ワークを踏まえて、二つの学校に関っていました。教師養成学校と子どもの学校です。

　FM 氏による本書の大きな目標を三つ挙げます。一つ目は読者の皆さんが誰でもその気になれば、自分のワークを自学自習できるようにするためで、厳密にひとつずつステップを踏んで、自身の体験をかなり個人的なところまで公開しています。二つ目は教師養成学校を新しく開設するにあたり、その内容を示しています。三つ目はリトルスクールという学校で子どもたちとの取り組みが進んでいることを知らせるためで、そこには元気な子も元気すぎる子もいれば、医師など専門家からいわゆる「障害」を持っていると診断されていたり行動が奇妙だといわれたりしているお子達もいたようです。FM 氏の記述から推し量ると、現在の用語でいうところの自閉症・高機能自閉症・アスペルガー・ダウン症などの症例と受け取れるお子達も多くいたようですが、ワークによって改善に向かっていました。

　当時既にワークに親しんでいたアシスタントにも恵まれて、教師養成学校を主に弟の AR 氏と推し進め、リトルスクールではアイリーン＝タスカーさんが共同責任者でした。アイリーンさんは本テクニック以外にも様々な教育手法を修めた教師で、読み書きなどの科目も含んで総合的に授業運営がなされていたようです。そして、実はこの二つに見える学校、アレクサンダーテクニック教師養成学校と子どもの学校「リトルスクール」は統合的に相互補完的に働き、別の言葉では、二つの学校が一つの有機体として相乗効果を生むような実践を続けていました。

そうした背景はわかったが、それが何だ、早く本文を読ませろとおっしゃる方もありましょう。「自分の手に取った本をどこからどう読もうと勝手だ」というのは当然ですし、もしかして、教科書のように全編を通して何十回も精読するつもりであればそれで一向にかまいません。しかしながら、原著が刊行された当時とは、時代と環境がずいぶん違う21世紀の日本で、おそらく初めてアレクサンダー氏本人の著作に触れることになる皆さんに対して、本書を攻略するために役に立ちそうなおせっかいをしますと……。

　まず第5章に目を通してから、その後に興味の向くまま他の章へ進むのも一計です。英語と日本語の語順や考え方の差にも関係しているのでしょうが、全部読み通すにしても、一連の序文の後に、第5章、以下、第4・3・2・1章と遡って読むと能率的に理解できるでしょう。あるいは、メインディッシュの後になるデザートとして、付録と用語解説に少し甘みをつけました。(裏技として)そこから読み始めると、用語になれてから本文を読むことができます。

　特にお断りしますと、一度もアレクサンダーテクニーク教師から実体験で手ほどきを受けたことのない方が、序文を飛ばしていきなり第1章から読み進めると、きっと、ちんぷんかんぷんになることでしょう。ぎっしりつまった宝石箱なのにカギの開け方がわからず、すぐ古道具屋へやってしまおうと思われるケースが大半になるでしょう。

　その理由を挙げますと、まず一般論としては、今の日本では超訳といってこなれた日本語で読みやすく翻訳することが流行っているのに、本書はそうではないからです。学術的に利用する可能性や歴史的な意義を含めてかなり悩んだあげくに、どうしてもやむをえず意訳的にする箇所さえ最小限にし、多少ごつごつしてもなるべく原文に忠実に翻訳をしています。読みこなすのに少し苦労されるかもしれませんが、しっかり理解されたいのなら FM 氏の序文にもあるように、何度も見直し、行間を汲み取るつもりで気長に付き合ってほしいと思います。

　実のところ、FM 氏の書き方とワークの内容に本質的な責任があるのではないかと、取り掛かってすぐに頭を抱えました。FM 氏の著作を翻訳す

る必要性は大きく、需要があるのも自明なのに、翻訳者が取り掛かり始めた 2004 年時点で、著作がほとんど訳されていなかった理由とは、それほどやっかいだったからなのでしょう。以下にその難しさを三点ほど紹介します。

　第一に、80 年ほど前に書かれた FM 氏の英語文体は、16 世紀に成立したシェイクスピア演劇のセリフを暗唱したものと、彼の出身地である 19 世紀の豪州タスマニア方言の混合を、なんとか 20 世紀初頭のロンドン風に仕上げようとしたかのように、翻訳者には見えます。英語の古語が随所に含まれているところまではいいとして、一つの文章が 1 ページの半分ほど 10 行以上もピリオドなしに続き、倒置・関係代名詞・関係副詞・仮定法過去完了否定疑問文・挿入語句などがふんだんにちりばめてある一方で、前置詞と接続詞の運用に乏しい（例えば、of が五回も連続で出てくる）。ところどころで、内容を伝えるよりも韻を踏むのを大事にしているかのような跡があり、動詞の時制が統一されていない……。私の友人である米国ワシントン州立大学で教鞭をとる言語学博士でアレクサンダー教師でもあるキャサリン＝ケトリック氏の筆による「What a piece of Work（未訳）」は FM 氏の著作を読みこなすガイドブックです。その冒頭に、「FM アレクサンダーがまぎれもない天才であると同時に、FM がひどくへたくそな物書きであると、アレクサンダー教師を含む大方の人々は信じているし本当にそうだ」とあります。やれやれ。

　第二に、書かれた言語と経験の一致もしくは不一致についてです。現在世界中で教えられているアレクサンダーテクニークはいずれも創設者 FM 氏からの流れを汲んでいるのは確かでしょうが、かなりのバリエーションがあります。場合によっては、FM 氏本人の考え（＝ワーク）とどこまで理解が同じなのか、曖昧と言わざるを得ません。体験学習が欠かせないアレクサンダーテクニークでは、本人の書物に著された言葉と実際の AT ワークによる経験の一致が理想です。しかし、かなりの AT 経験があったとしても、完全に同じ体験をすることはもとより不可能ですし、自分の経験は FM 氏の意味したものと最低限でも同様の質を保っていると誰がどこまで言えるでしょうか。

第三に、ATワークそのものの持つ革命性です。こころとからだは同じものの現れである。心身統合体。人間有機体。どのように言い表そうと、これを踏みにじるかのような現代社会にさらされ、かろうじて生き延びているにすぎないのが我々人類の現状であると、FM氏は記しています。第5章にあるように、現代医学さえも徹底的に批判され検証されています。もし仮に、FM氏が優れた作家で魔術のように書くことができ、かつ、誰か天才的な翻訳者によって日本語訳がなされることによって言語的問題が一切なかったとしても、自分が変わることなしにATワークの内容を理解するのは不可能です。読んで頭の中だけでわかっても本当にわかったことにはならず、実際の行動に現れてこそ初めてATを学んでいると言えます。

　そしてもうひとつ、FM氏の著作の内でも、本書『自己の使い方』の第1章におそらく最大の難解さがあります。例えば、第5章はずいぶん分かりやすいし、FM氏の1冊目の著作である『人類の最高遺産』の内容を挙げると、一般論として普通の人が陥りやすい「習慣」のわな・学校教育・子どもの家庭教育・食事・国家的「習慣」によって戦争へ向かう道筋等々が克明に記述され、前述の第一から第三までの理由が同じだとしても、まだずっと読みやすい英語です。（こうした著作も順次翻訳していきます。）

　翻訳者自身、AT学習者としてかれこれ20年ほど遅い歩みを続けてきた中で、様々な英語圏からのベテラン教師に「『自己の使い方』の第1章「進化するテクニーク」だけでも**理解**できたら、君はワークをひとりで進められるよ」と言われました。私に利用できるなら、同じようにみなさんにも利用できるかもしれないわけで、本書の第1章は実際に各個人が自習でワークを進めるために最重要であると言われています。ところが、これは主にFM氏が迷路にはまり込んでもがきながらも、なお度重なる間違いをしていった記述ですから、読者も同じように迷路にはまることになります。誰でも歩む道は、何度も通るうちに土が固く踏み固められ道幅も広くなり、はっきり明晰となった迷路であるとしても、そこを進んでいる人類が自分では正しい道と思っているならば、イバラを掻き分けてよく探さないと分からないような奥の細道へどうやってたどり着き、どうやって真の出口へ向かいますか。

'The Use of the Self'

　まだまだ人生に迷ったままであり、才能も不足しているに違いない、それに道しるべは遠くにかすんでいる……だとしても、何もないよりはがあるほうがましだろうと、とにかく発表しようと思った次第です。

　生まれる前から行き先を知っているのに
　なぜかなかなか進めない
　そんな不思議な旅先は
　自分自身
　ようこそおいでくださいました

横江大樹（DJ）

紹介文

ジェニファー＝ミゼンコ

　ある日のこと、アレクサンダー仲間であるDJ＝ヨコエ氏から、やっと翻訳が終わってアレクサンダー氏の古典的著作である『自己の使い方』（*The Use of the Self*）の日本語訳が仕上がると知らされた時には、ゾクゾクしました。アレクサンダーテクニークを活き活きと練習するにあたり、どんな人であろうともこのテクニークを用いたいと望んでいるなら、とりわけ教師を志している人には、欠かすことのできない書物、それほどまでに重要です。続いて彼から、本書の紹介文を書いてほしいと言われたときには、正直言うと圧倒されてしまい、この仕事の重みにたじろぎ何を述べたらいいのか少し言葉に詰まってしまいました。きっと、それこそが私の "びっくり反射パターン" だったのでしょう。しかしそこで、自分を**抑制**し腰を落ち着け、思いをめぐらし、この著作が本当は何物だったのかと問いかけてみたら、あらためて気が付いたことがありました。アレクサンダー愛好者へ実際にもたらされた重要事項は、文章の明晰さであったとわかりました。FM氏本人が自分のテクニークに関して実践に即して著したものの中では、おそらく、もっとも簡潔で明確な著述だと言えるでしょう。

　手始めに、私事ですが手元にある愛蔵版『自己の使い方』のことをお話させてください。本の内容に関して、無数の付箋に細かくメモしてあり、黄色のマーカーを引いた箇所は何十ページもあります。それに本の綴じ代は完全にちぎれてしまっています。今では1冊が六つになるほどバラバラになってしまい、ゴムバンドでまとめておかないといけないほどです。

　私の本は本当にぼろぼろになるまで、人によってはよくここまで**使った**（*used*）というでしょう。まさしく文章の明晰さのおかげから、本書に何度も何度も立ち返り、お見えになったアレクサンダー生徒諸氏の全員と意見交換をしてきました。

　あらためて読み返してみますと、マージョリー＝バーストウ先生の序文に心を打たれます。ワークからお受けとりになったことが私とどれほど

似通った実体験かということに驚き、まるで自分のことを言われているような気がします。おそらく同様に、ダンサーとしての背景があることによるのでしょう。ダンサーとは伝統的に**がんばり屋**なのです。教師を喜ばそうと、自分の身体を正しい所へ置いて正しくやろうとしたり、望ましい体の線を無理に出そうとしたりするものなのです。ダンサーにとって、動こうとするときに**だんだん減らしていく**（*un-doing*）とか、正しくやるのをあきらめるとかいう使い方は、完全に範囲外の概念ですし、たいていの場合ではそんな使い方をするなんて、情熱的に一所懸命に踊る一途なダンシングマシーンにはありえないでしょう。

　もう少し本書を読み進めますと、紹介文にジョン＝デューイ教授が続き、アレクサンダー氏のワークについて正当な評価を下すとともに、科学的手法の堅実な使用であることを解説しています。FM=アレクサンダー氏は実直な科学者であって、アレクサンダーテクニークは「魔術（hocus pocus）」などではないと断じており、そのうえ、個人が自己を知るために実践的な手法で学び、これを継続していけば実に変化は共同体全体に及ぶだろうとまで、デューイ博士は読者に約束しています。

　次に私はFMアレクサンダー氏自身の序文を見直しました。そこには、どうやって人は自己を使い、身体を使い、気付きを呼び起こすのかが示されています。アレクサンダーテクニークは治療ではなく変化への道筋であると、FM氏は掘り下げ解説しています。道筋で一人一人が学んで創造し空間が変化していき、文字通り、そこを道筋として心と体が繋がるのです。

　しかしながら核心部はここからで、本書に著されているように読者に紹介されれば、ワークのもっとも基礎的な概念がわかるような仕組みになっていて、アレクサンダーテクニークの基本が見えてきます。アレクサンダー氏の提出したたぐいまれな解説が、第1章「進化するテクニーク」です。第2章では、その時最適な手段（means where-by）・抑制（inhibition）・結果にあわてて行こうとするやり方（end-gaining）などの重要概念が再定義されています。この定義は単純明快であり、優雅で具体的です。第3・4章と続いてゴルファーや吃音者の実話に基づく症例が紹介されています。第5章まで、このようにして提出される実例は全ての人

類に共通する現象です。

　皆さんが最後まで本書を読み進み、じっくり時間をかけていけば、身体的にも心理的にも応用できる概念がきっとわかってきます。もし皆さんがそうやって歩んでいけば、きっと皆さんの人生が劇的に変化すると私は信じますし、私自身はそうなりました。そして、ご自身の人生に素晴らしい変化が訪れ、その道のりで創造していけば、皆さんの周囲にも影響を与え共同体も変わり、やがて世界をも変えるでしょう。

　　　ジェニファー＝ミゼンコ
　　　アレクサンダー教師
　　　ATI（アレクサンダーテクニークインターナショナル）前議長
　　　ミシシッピ大学芸術学部ダンス演劇学科教授

　　　　　　　　　　　　　　　　　　　　　2009年4月3日

　　　Jennifer Mizenko, Chair ATI
　　　Certified Laban Movement Analyst and Alexander Technique
　　　　　Teacher
　　　Professor of Dance and Movement for the Actor
　　　The University of Mississippi

紹介文

（マージョリー＝バーストーによるもの 1983年）

　FM＝アレクサンダー氏が著した『自己の使い方』を新版で皆さんにお届けできるのは私にとって喜びであり、こうやって紹介文を記すのもうれしいかぎりです。FM氏がせっせと草稿を書き上げていらっしゃるちょうどその頃、私はロンドンで公式開校したばかりのアレクサンダーテクニーク教師養成学校における第一期生として学んでいました。その頃はアレクサンダー兄弟で授業を進めていらして、本名は兄フレデリック＝マサイアス（Frederick Matthias）と弟アルバート＝レデン（Albert Redden）でしたが、私ら生徒はいつも、FMさん、ARさん、とお呼びしたものです。

　FM氏にとって、この『自己の使い方』を著す目的は、正確な手順を自分の発達に沿って結果報告にして記録し、未来の世代に残しておくことでした。過去の何十年間ずっと人間の動きを調べ続け、このテクニークの研究は進み、人類に偉大な貢献をもたらしました。「誰にでもできますよ、私にできたのだから。もし、皆さんがやる際に私がやったようにすれば……ね」とFM氏はよくおっしゃいました。

　第1章の「進化するテクニーク」で厳密な記述を載せて解説し、彼の体験した順序通りに手順を示しています。エセル＝ウエブさんとアイリーン＝タスカーさんという二人のアシスタントがいらして、用語選択にどのくらいの時間を費やしたかわからないほど練りあげ、アレクサンダー氏が自己観察を継続して導かれた特別な道筋を明らかにし、読者にできる限り正確な描写が伝わるようにして、我々がアレクサンダーテクニークと呼ぶことになった中身をお見せしています。

　FM氏は自分が見つけた発見を、「プライマリーコントロール（初めに起きる大事な調整）」と命名された魅惑的なやり方で伝えており、氏の調査方法でこれこそが転換点となって発展し、特別な事実へ着眼点が向き、我々の知覚体験はあてにならない、つまり、動きとともに知覚が生じると

きにいつでも自分が思っているほどには確かではなく、いつでも信頼できるわけではないと判明しました。章が進むと論証も進み、直情的に誤った方向へ突き進むとどのように古い習慣的な使い方になるのかが示され、一方そこで、理知的な方向へ導かれるとその古い使い方は除去され、自由で柔軟な動きのパターンが新しくやってくることを、アレクサンダー氏は指摘します。こうした観察に基づいて、使い方と機能の間に密接な関係のあることが、氏にわかり始めました。段階を踏んで自分が実体験をしていったありさまが壮麗に記述され、みなさんに提出され、この章のもっとも基盤となされています。

このテクニックは難しい、という皆さんのぼやきをしょっちゅう耳にします。私としては、ずっとやってきてワークを重ねれば重ねるほど、このテクニックでますます気付き、実際、なんて単純なのかと思います。単純さと精密さがまるで理解の枠を超えているかのようです。学習上の問題を、難しいか簡単かという度合いで真に測ることはできませんけれども、得てきた癖をどのように自己で使っているのか、その使い方が自分の知覚機構にどのように影響しているのか、という箇所に学びが存在します。実際この手順が正反対であることをFM氏は指摘し、どんな手順であろうと、我々が個人的な方向で反復訓練してきたものと反対であるだけでなく、我々全人類が直情的な道筋によって反復訓練を継続してきたことも全て進化的な経験としては正反対になる、としています。

続く章には様々な行動に関しての記述があり、テクニックで示されるようなやり方をすると有益であり、望ましくない癖を起こさずに済む、つまり予防することができると示されます。自分が順々に行く方向を思うこと、これがたったひとつ真に導かれるために必要とされることであり、そうすれば間違いなく運用でき、どのような動きであろうとも達成されうると、FM氏の発見中で最も注目に値する事項として明らかにされました。ジョン゠デューイ教授はここに着目して、「思いながら行動する」と命名しました。

順々に行く方向を思いながら教えること、ここをFM氏とAR氏の双方が強調しました。彼らはこの点に固執しすぎているように見えたことが

何度もありましたがしかし、本当はそうではありませんでした。この**新しいやり方**で思うこと、そして、この**新しい**アプローチで学ぶこと、そこにあまりにも不慣れですから必然的に常に補助が必要だったからです。個人的な実体験を通して完全に理解することがこのテクニークに必要とされます。

　アレクサンダーテクニークを継続してきた私の実体験はもう何十年になりましょうか。初めてロンドンへ学びに行った時は、半年ほど滞在した間にFM氏とAR氏から交互に毎日レッスンを受けました。彼らの存在感・優雅な動き・身振り手振り・全般的な均衡・声そして物腰の柔らかさは素晴らしく、初対面の時に私はいたく感銘を受けましたし、彼らは教えるときもそのようにしていました。さほど回数を重ねるまでもなく、自分がやっていくのは新しい領域の研究になるということをレッスン中に悟り、それは不思議でワクワクするものでしたが、どんな訓練であろうとも、私が以前に受けたものとは極端に異なっていました。自分自身と自分がやっている動作とに自分で焦点を当てて、質的な差を見るように私は注意しましたが、それはいうなれば、しようとしないこと、つまり、「正しく」感じるように動こうとするのをしないことでした。それ以前にあらゆる体育関係・スポーツ・ダンスなどにわたって修めていましたが、すぐに、これは実に新しい冒険になると自分で気が付きました。

　習い始めの頃に、単純な日常生活の行動において自分の観察をやっていましたが、これがなかなか大変で、しばらく時間を経てやっとわかりかけたというか、こうした格好で観察を続けるというアレクサンダー流の視点がようやく飲み込めてきました。なんとなく習慣的に歩くことと、どのように自分を動かしていたかその歩き方でやっているところを観察することと、この両者に見えるものは全く別の質になります。繰り返しますと、違いを感じ動きの質を理解するためには、人は実際に個人的な経験を通してわかる以外にやりようが無い、つまり、その行動を最大に理解するためには実体験しかないのでしょう。何回か私のエゴ（自意識）が混乱しましたが、そんなときは、自己観察を為すべきようにやっておらず、自分は継続を怠っており、指摘を受けました。お二人とも非常にしっかりとしつこ

いくらいにやり、生徒が価値を理解して注意深い観察ができ、それからその必要が理知的に全部わかってから、初めてその先に進めました。そのころ、「正しいと何を感じるかやったこともないし知りもしないのに、なぜ私はいつも正しくしようとしてしまうのだろうか」とよく自問自答したものです。

　時とともに、私にもこのテクニークがわかりかけてきました。不思議なことにこの学びの道筋はまるで永遠に続いているような気がしました。動きの質を観察するといつでも新しい発見があり、そうやって順々に思いを継続するとどこまでも質が変化し成長し発展するからです。柔軟で自由な状態になると、この調整の行き届いたバランスは素晴らしい実体験となって表に出てきて、日常生活にもプロのパフォーマンスにもあらゆる形式で同様に現われて、何にも増してすごい経験をしました。

　その次にアレクサンダー兄弟とお会いしたのは、正式な教師養成学校を開校するにあたり初代の正規練習生として参加するためで、最初の滞在からしばらく経ってからロンドンへ舞い戻りました。どこまでも調整されて自由に動き、どこまでも気付いて自己を高めながら他人を観察し、どこまでも大いなる理解をもらって、使い方と機能に密接な関係があるとわかるようになり、とても言葉で言い表せない広大な拡がりへと私の教育が進み、素晴らしい未来となって目の前の全く新しい領域での教育が、それこそとんでもない経験が、私のために用意されていました。3年間みっちり、時間割にあった休暇も返上して学びました。

　合衆国への帰国にあたっても、ワークを通して新しい実験的な研究を継続したかったのですが、どうしたら良いのか現実的にはよくわかりませんでした。ところが千載一遇、その頃にAR氏がボストンとNYCで教えるつもりだったので、教授補佐としてやってみないかと依頼されました。一緒に仕事をさせてもらう中でAR氏の鷹のような鋭い目で見張られながら、教えることに関して建設的な助言をいただいたこともあって、数年も経つ頃には私にもかなりの自信が付きました。

　こうしたAR氏とのワークが終了してからずいぶん経った頃に、南部の大学で2カ月間の夏期講習を開催するのはどうかという提案がありまし

‘The Use of the Self’

た。大変うれしかったです、というのは、何とかこのテクニークを上手にグループで進めてみることはできないものだろうか、集団に教える、というアイデアを過去にも何度か思ったからです。それでこのまたとない機会にアイデアを実行しようと、私はひとりテキサスへの道へドライブしながらわくわくして、新たな状況での探求に思いを馳せました。最初の授業だったテキサスや各地の授業で連続して教えてみて明らかにされたように、グループへ上手にこのテクニークを教えることも可能であり、生徒諸君もたいそう喜び楽しみながらアレクサンダー氏の発見に基づく実体験をわかってくださったと見えました。

　こうして最初の出版が米国内では50年ほど前で長い間絶版になっていた名著がまた読めることになり、また本版は全くオリジナルと同じ版となることを知り喜びもひとしおです。本書の再版によって、創始者のアレクサンダー氏個人が直接体験したことを基に彼自身が著した言葉を通して、歴史をたどりながらアレクサンダーテクニークを学べる機会が誰にでも訪れますし、同時に、様々な動きのテクニークやボディーセラピーなどが世界各地に拡がる中で興味をもたれた皆さんにも一度にたくさんの果実がもたらされるでしょう。この驚くべき教師FM＝アレクサンダー氏の手によるもうひとつの偉大な贈り物、そのように私は思います。

マージョリー＝L＝バーストー

ネブラスカ州リンカーン市　1983年4月記

（訳注　マージョリー＝バーストー先生は米国中西部で開拓農民の娘として生まれた農場主であり、ダンサーでダンス教師でもあった。1931年に英国ロンドンで正式に公開されたアレクサンダー教師養成学校の第一号卒業生であった。80歳代まで数十人のグループを一日中指導しても平気で、合衆国はもとより世界各地（オーストラリア・ヨーロッパ各地・英国・カナダなど）で精力的に活動していたそうだ。90歳を過ぎ、1990年代半ばに彼女は亡くなったが、その数日前まで元気に教え続けたと訳者は聞いている。日本にあるアレクサンダー教師養成学校では、マージョリー＝バーストー師の流れを汲んでいるところも多い。）

紹介文

（ジョン＝デューイ教授によって1939年版に用意されたもの）

　以前、FM＝アレクサンダー氏の既刊書である「Constructive Conscious Control of the Individual」（「建設的に意識を用いて自己調整する」日本語未訳）で私が書いた紹介文において、FM氏の手順と推断が出会う際には全て厳密科学的な手法（method）が要求されると断言し、そのうえ、氏の用いる手法は我々の判断力や信念体型という未だかつて扱われたことの無い領域に置かれており、その領域で我々自身や我々の行動が規定されていると示した。従って、いわゆる効果が現れてくるほど我らのワークが進んだ頃には、彼が巡りめぐって突き止めた結果を科学的に用いて我ら各々が自己の身体領域で進めたことになり、ある特定のやり方で結果を達成することが可能になっていき、その使い方をやると人類が誰しも得をするものになる。科学的な技術を用いてその結果の調整のためにエネルギーをうまく利用してやることは、平凡なこととして可能であろう。身体科学で得られた結果を用いて、驚くべき度合いで新たな指揮にあて身体的エネルギーを利用することもできるだろう。然るに、我々が直面している状況は深刻であるというより、おそらく悲劇的でさえある。こうして身体科学を習得して身体的エネルギーを利用することで人類はずっと幸福に向かうのか、あるいは、人類の幸福はそれで捻じ曲げられてしまうのか、どちらになるのか疑惑は増えるばかりだ。今のところたった一つは、希望的かつ建設的な意味でやれる確かな方法があり、それならこの問題に答えられる。もし仮に、本当に安心できる正しい使い方で自己を使うように開発されたテクニークがあるとして、一人一人がそれを主要因として発動すれば、最終的に使用する他の全ての事柄に及び、エネルギーを調整することも可能だろう。アレクサンダー氏が進化させたのは、こうしたテクニークである。
　このテクニークには物事を丸ごとひっくり返してしまうような性質が内包されていると、いやというほど知っているからこそ、ここで私は発言を繰り返している。我々の眼や耳にあまりにも不慣れなことが起きたり、

自分が我慢できない発言に出会ったりすると、そうしたことに対して問い直すことすら止めてしまい、その意味や証拠もわからないままになってしまうかもしれないし、もしかしたら同様に、その質問を解いていけば全く知的な責任感と能力が作者にあるかもしれないということにさえ考えが及ばなくなるだろう。そのような状態で何年も経過した後になってしまったが、それでも訴えたい価値をここで繰り返すと、アレクサンダー氏が出くわした小事件が発端となって彼が発見へと導かれ、発見から原理を引き出し、中枢にある意識的な調整を理解したことだ、と述べよう。科学を専門用語の羅列と同一化する人にはわからないだろうが、そうではない人ならばきっと見つけることになるこの価値は、本質的に科学的な手法によってもたらされたもので、いかなる領域で調査されようがそのまま科学である。長期間にわたり粘り強く根気をもってなされた一連の実験とそこからの観察によって得られた記録、つまり、毎回の実験で得られた推論を拡大し試験し修正して、より深い調査のために何度も新たな実験を重ねることになった記録、これを皆さんは読まれることになろう。心（mind）に関して綿々とした観察があり、心がかなり粗雑で無知で表面的な繋がりによる原因と結果しかないところから、根本の状況にまで立ち戻って、基礎となり中枢になる使い方へ移行し、その使い方でやるとうまく行けるようになるところまで、皆さんに見えてくるだろう。

　このような個人的心情を吐露する時に、彼を賞賛しすぎるという事にはならない、というのも、元から不思議であると同時に尊敬の念があり、極めて困難な観察と実験、よくもこんなことを徹底的に続け、延々と重ねられたものだと思っていたからだ。結論としてアレクサンダー氏は、真の生理学と呼ぶにふさわしい代物を創造したし、それは生存する有機体で起きている。彼の行った観察と実験には、有機体を操作すると実際に身体に表れる機能が内包されており、つまり、普段の状態に暮らしている中でされる操作、起き上がる・腰掛ける・歩く・立つ、腕を使う、手を・声を・道具を・楽器を・全てのものを使う時などに表れる。暮らしの中で普段の行為をする時に人がどうするのか継続的で正確な観察をして調査した場合と、もう一方で比較対照として、通常ではない人工的な状態において作ら

れた命の無い物体を調査した場合とでは差異を示し、真実か疑似科学かを
はっきりさせる。こうやって対照するとアレクサンダー氏の観察に純正の
科学的な性質があるにもかかわらず、我々が「科学」というものを連想す
る時に上記の後者のような性質であるとあまりにも習慣的に思い込んでい
るがために、多くの人には彼のテクニックと結論を素直に良いとは受け入
れがたく、大いなる言い訳をしながらしくじり続ける。

　アレクサンダー氏の実験によって導かれた結論は内容に調和が取れて
おり、生理学者が知っている筋肉や神経系の構造にある理論とよく合致す
ることも、十分予期できそうだ。氏の発見はひとつの新しい重大性をもた
らしたが、しかし、それが既存の知識に加わると、実に、その知識自身
が本当は何であるのか明らかにされる。解剖学者は正確に機能するため
の各々の筋肉を「知っている」かもしれないし、どの筋肉が働くと特定の
行為が執行できるかということもそうだろう。しかし学者連中は、全ての
筋肉構造が協調して含まれてくるように自分自身で行動できない。例えば、
腰掛ける動作をするとか、座っているところから立ち上がって行くのに上
手なやり方をしていない。上手なやり方ならラクで能率的な動作になるは
ずであるし、ここで言い換えて十分に生きている意味で言葉を使うならど
うだろうか、学者は誤った使い方をして自分自身を動かしているのだから、
そんな人をよく**知っている人**とどうして呼ぶことができようか。いうなれ
ば**外側**の証拠と呼んでも良いものをマグナス博士は証明し、有機体におい
て中枢調整（中枢調整能力）が存在すると示した。しかし一方でマグナス
博士が行った調査を持ち出すよりずっと以前に、FM氏は現象として中枢
調整を示しており、アレクサンダーテクニックで個人的な経験が詳細にわ
たって与えられ直接的に確信できていた。そして誰でも経験を通してこの
テクニックを知ると、それがずっと積み重なって経験が拡がり、自分自身
が生来持っていた能力だとわかる。アレクサンダー氏の教えと発見に純正
の科学的な性質があるから安全に収拾し、この事実が孤高のものとして認
められる。

　生命力のある科学的発見では、生命力が投影されていく方向へ新しく
より深遠な操作が進み、覆いをめくられ試験されるから、実験的に調整し

ていく作業は以前の結果と整合性があるだけでなく、同時に、新たな観察素材に徐々に開かれ深まるように導かれ、そのように次々と生じ、毎回新たに発展する。ひとりの生徒として発言すれば、現実的に FM 氏が実際にやってみせてくれた個人的な経験があればこそ、科学的な性質を持つアレクサンダー氏のワークを私は初めから確信でき認めることができた。研究室での実験のように毎回のレッスンは実践を通して進む。初めに、ある結果が起きてくるように誘導する発言があり、それから、そこへたどり着けるように特別な手法で厳密に懐疑的に進められる。生徒が特別な条件を使うためには再教育が必要であり、特殊な判断力を養い新たな水準ができるためには、現実的な実践が不可欠であるとアレクサンダー氏は指摘する。毎回のレッスンで運用される道筋（プロセス）は、それが少しずつ深まり強められるように、非常に密接に得心の行くような形式で強力に行われる。継続していくと生徒は新しい領域で開かれ、新しい可能性が見え、それで気が付いて行くことがある。すなわち、自分がずっと連続的に成長し続けていくことを見つけ、終わりの無い道筋がいつまでもどこまでも伸びているとわかる。

　私は珍しい機会に恵まれて知的に学び、このテクニークとそれでもたらされる結果を知ったとある視点からは見える。しかし実際に起きた出来事から判断すると、私は愚かでどうしようもなく遅れた生徒だった。素早い奇跡的な変化などあろうはずもなく、感謝の気持ちなど起こらず、アタマの中だけでわかろうとしすぎて誤ったところへはまり込んでいた。注意深く観察をして道筋の一つ一つを丹念に追うどころか、興味の向くまま我流の理論を使って、私は無理やりに操作しようとしていた。こうしてしまったのは自分が以前に興味のあった心理学と哲学のせいでもあり、別の部分では自分が面倒くさくなる代わりにそうしていたところもあった。思い出してみると、どんな知識を私が持っていたにせよ、あるいは持っていると思い込んでいたにせよ、そして、どんな力で規律を持たせ、精神に応用し、今までの学問の習得遂行を続けて来たにせよ、あれほどの屈辱的な体験は人生上で一度もなかったと、吐露しよう。なぜかというと、自分は行く方向を決めているのにそちらへ行くことが実行できないとわかったか

らで、自分すべての精神力を限界まで出し切って使っており、その精神力とやらは自慢なほど自分で所有していたはずなのに、それが経験として生じるときには不適切でうぬぼれにさえならず、見かけ上はこんな単純な動作である腰掛けるということが上手にできないし、抑制の部分すらできなかったからだ。しかし、分析的に学習し原因の状態を明らかにするうちに示唆されたことは数多くあった。障害も多かったかもしれないが、同時に前向きにもなれた。こうした自分の個人的な経験を通して、全てにわたってアレクサンダー氏が述べた通りであり、肉体と霊に統合状態が起こり、心身統合体として統合される動きだったと確かめられた。その動きは、我々が自分自身に習慣的な誤った使い方を起こしている局面で生じ、そして、その一部はこの誤った使い方が助長されて全ての種類の不必要な緊張となってエネルギーの無駄使いを引き起こしている部位に見受けられ、その部位に無効になってしまう我々の感覚的評価があり、この感覚的評価で形作られた材料を我々が自分自身の判断材料にしていると、そこで本来は、条件付けがされていない動作になる必要があるから抑制しようとしても、普段の動作が起きないようにするのはとてつもなく精神的に困難になり、「やろう」としないつもりでもすぐに習慣的な動作をしそうになるところにあるし、その一方で、大いなる変化が倫理的にも精神的にも態度で表せるように替わりになって生じ、真性の協調作用が確立されるように変更されていくところに並行してある。再び確認のために、科学的特質を持つアレクサンダー氏の発見とテクニックについて私が確信したことを述べると、私の経験はそれゆえに「治療」体験ではない。自分の所持しているものがどれほど知的に容量が大きかろうとも、そこでせざるを得なくなる再学習であり、そこに自己の問題があるという体験である。この再学習をするうちに、自分が「知って」いた物事は哲学も心理学も例外なく以前の意味では机上の空論だったということがわかり、そうした知識が変化してずっと命のある経験として生まれ変われば、新しい意味で認知できると見つけた。体験を通して得られた。

　現代社会において、我々が肉体的エネルギー・熱・光・電気　等などのエネルギーを調整して使っているつもりでも、初めにあるべき安全な調

整を欠いているから自分自身で自分自身を使うのが危険な行為になっていることが世界中で明白だ。自分の使い方を調整せず、上手に自分自身に及ぼすことができない状態では、我々が他のものを使おうとしても盲目のままであり、そのように導かれるとどんなことが起きるかしれない。

　加えておそらく、汚染された知覚材料を判断の基礎に置いている以上、我々の習慣的に自分を運営していくやり方自体がもともと誤っているに違いなく、こうした習慣的な判断基準によって自分らが歪められているとすると、社会が複雑になればなるほど、ますます悲惨な結果がもたらされるであろうし、実際そういう社会の状態に我々は暮らしている。これでは、外界へ働きかける道具にしようとして何をやっても、どれもこれも破壊への一歩により近づくだけだろう、というのも、事実として現在の状態を見れば世界中で悲劇的な症例があふれているではないか。

　次に。パブロフ学派の打ち立てた説で条件反射というものがある。アレクサンダー氏のワークで詳細が判明し、パブロフ説は訂正されるに至った。証明されたのは以下の通り。中枢にある有機体の習慣や態度、特定の基盤、この双方が存在しており、我々は**あらゆる**動作をそうしたものに条件付けられて引き起こし、あらゆる使い方を自己に及ぼしているということだ。従って、条件反射は任意に形成されて引き起こされるような現象にはならない。例えば、鈴の音を聞かせるとヨダレを出す犬がいたとしても、しかしながらその現象は、有機体自身に中心となる条件が備わっていただけと理由がつく。FM 氏の発見によって、一般の概念で条件反射とされている事象は訂正される。条件反射に関して、個人は外からの操作で動かされ操り人形として役割を演じさせられると、たいていの人が理解している。ところが FM 氏は中枢調整を発見した。中枢調整とはそこで条件付けが行われて他の全ての反作用が起きるところであり、そこで条件付けの要素がうまく働いて意識的な方向へ行くことになれば、個人が自己の協調作用を上手に利用した行動をとれるようになり、自己の潜在能力を得るとわかる。そうなると事実は、条件反射の原理で外界のとりこになっている状態からある手段によって命の通った自由な状態へと、転換される。

　人類が所有する唯一確実な手法として、自己の行く方向を指し、道を

決められるのは教育だ。しかし、我々は退廃した連鎖に取り込まれている。常道で健康な心身統合体に真に至るにはどう構成するのか、その知識が無い状態であれば我々の自称「教育」というものはおよそ誤った教育である。家庭内や学校での出来事から窺い知れることで、この構造的な性質や性格をあらゆる深刻な生徒が表明しているし、全く誇張なしに言いたいのだが、一体どのくらいの頻度でどのくらい嘆かわしいこととしてこの点に気づく人がいるのだろうか。アレクサンダー氏のテクニックによって、教育者に水準が供与され心身統合体の健康が了解されれば、そこにはいわゆる道徳までもが含まれる。「**その時最適な手段（means whereby）**」がもたらされ、この水準の高まりは徐々にどこまでも続き、生徒が意識的に所有できるように教育は進む。従って、そこでは中枢からの方向で条件付けするように供給され、全て特別で教育的な道筋を経る。そうして生み出されたものにも同様の関係が生じ、教育を受けることによって、その教育自身が再生産され他の人間行動全てに及んでいく。

　このように私がどれほど強力に発言を推し進めても、しすぎることにはなりえない。索引に喜ばしい情報が含まれており、アレクサンダー氏が開校した開放的な教師養成コース練習生の授業紹介もある。私の意味する重要性のみならず、このワークが安全に適切に支持されているということをどれほど述べても過言ではない。有望な潜在能力と新しい方向への進展があり、それは全ての教育において必要であると、私の判断することが含まれている。

J. D

（訳注　J. D。ジョン－デューイ John Dewey 1859〜1952. 米国バーモント出身。著名な大学者である。どうやら1917年にFM氏とデューイ氏の初顔合わせがあったようで、その後の生涯ずっと二人の交友は続いたらしい。この序文の書かれた1939年といえば歴史的には大日本帝国陸軍によるノモンハン事件、ヨーロッパ戦線においてはナチスによるポーランド侵攻の勃発した年である。
　デューイ氏はアメリカ心理学協会・アメリカ哲学会・アメリカ大学教授協会の会長職を歴任し、アメリカでプラグマチズム（実践主義）の父と呼ばれるが、本人は実験主義（experimentalism）と呼ばれるほうを好んだようだ。教育学・心理学・社会学・哲学な

'The Use of the Self'

ど多岐にわたる研究がある。本書「自己の使い方」に関連したところでは、シカゴ大学教授在任中に大学付属小学校で続けた実験的研究によってもたらされた問題解決学習と呼ばれる手法が有名である。それは様々な科目で実際の問題を解決するに当たり、子どもが自分らで考えた道筋を話し合いながら学んでいくというものだ。よくある教科書にある正解を覚えていく方式とは違い、活動が成長する道筋を大切にする。このように彼のキーワードは、活動（activity）・道筋（process）・成長（growth）である。メキシコに亡命中のトロツキーに直接面会し「無罪」を言い渡すなど世界中で精力的に活動し、中国やトルコでも授業した。来日経験も有り、1919年大正デモクラシー真っ只中の東京帝国大学で行われた2カ月に渡る授業は翌 '20年「哲学乃改造」という書物にまとめられた。本書が刊行される頃の1930年に70歳でコロンビア大学を退官した後、93歳で亡くなるまでにも十数冊の著書があり、生涯に残した多数の著書に含まれる。

　日本語になっているデューイ著作集からFM氏に関する記述を探そうと翻訳者ひとりで図書館へ通いかなりの分量を紐解いたがお手上げで、アレクサンダーテクニークの名称を見つけることすらできなかった。途方にくれていると、長崎大学教育学部加納研究室の有志が協力してくださった。成果を引用させていただきます。ありがとうございます。

　新しいところでは、「日本デューイ学会紀要第41号、2000年版」96ページから、デューイ哲学における身心問題、として長谷武久氏による記述があった。デューイ氏本人の著作では、「経験と自然」帆足理一郎訳　春秋社　1959年6月30日初版、225ページから第7章自然、生命、身体─精神、ここにFM氏の名前が上がっている。もう一冊、「人間性と行為」東宮隆訳　春秋社1966年5月30日第3版　25ページにも記述がある。）

序文　1931年版

　前回の拙書を出版してからというもの、ずいぶん勇気つけられるお手紙が届き、その中には医療関係者や教育者もいらして、私のテクニークでの視点は使えると価値を認めてくださる感想を頂いた。前置きを早々に切り上げるために、前著作の主題をお知らせしよう。J. E. R. マクドノー氏は　FRCS 所属であり、彼の著書『病気の本質』（*Nature of Disease*）第3版（Heinemann）の第1章、タイトル「悪い協調作用と病気」というところに私のワークのまとめがあるが、マクドノー氏による冒頭の文章は本書の読者の方々にも興味深いであろう。

　『病気の本質』第2部の結語として紹介しよう。筆者の意図で関連つけたい医療として FM アレクサンダー氏の「意識的に自己調整する」方法がある。これを紹介をする理由が筆者に自明となったのは、アレクサンダー氏本人に会見し彼のテクニークを観察させてもらった後だった。そんなわけで、誤った使い方で身体を動かすことが重大な役割を担って、病気に至る経過がよくわかった。しかしそのせいで、筆者に時が熟し約束を満たせると希望に満ちて本著作を発表できるようには、あまり見えなくなってしまった。これはアレクサンダー的な視点がより根本的なことであろうことに由来する部分もあるし、それに、筆者の視点では個別の病気に限定され、書き言葉では全体のアイデアを伝えられず、説明できたとしても満足にはいかない部分もあるからだが、そのまた別の部分に、どんな題材でも医療と関連つければ必然的に根本的な過失があると言及せずにはいられない。
すなわち、医療においては分化ばかりを訓練して、協調作用は省みられてない。

別の医療関係者からも私に対する支持が届いており、読者からの書簡集として本書の付録にまとめた。そして、第5章で示されている私の信じることには、どのようにしたら医療的診断がより総合的になるのか、医療的に訓練する内容に当該原理と手順を織り込めば効果の上がる可能性があると示されている。周りから提案のあったことで、友人や生徒さんが原稿を読んでみて、本書の第1章のところに関しての感想に、もしかしたら読者の中には早合点して、私のテクニックは限定的であり、良い効果が上がるのは深刻な問題、例えば私自身が著したような辛い問題に絞られると勘違いするのではないかというのがあった。しかし、そんなことはありえない。それというのも、生徒さんでそこまでひどい問題が無い人が頻繁にレッスンに来られ、その人らの信ずるところでもあり、レッスン結果を見ればそう信じることは正当でもあるのだが、どれほどの天賦に恵まれ最高に健康で種々の才能に溢れている人、そんな人でも享受できる利益があり、どのような方向へ調整して自己を使うか学んでいけば、日常の行為で意識的になりもっとうまくやれるとわかる。

　以前から私の著書を読んでいる方はお気づきになっているだろうが、子どもたちとも練習を積みたいというひとつ特別な興味が有り、今回私が書き下ろしたものに特に若者の練習についてという部分を補足した。こうした流れで私が対象にしている有益な事柄は児童や生徒と学ぶうちに引き出されたものであり、我々のリトルスクール（The Little School）においてお子達は学びを実践し、このテクニックによる方向へ自己を使い、全ての「やること」に生かして読み書きなどをしている。

　本年3月に世界最初のアレクサンダーテクニック教師養成コースが開校できたことを、私はより一層の喜びを持って述べたい。そしてこの機会に、ラグガン氏が著した文章「新しい職業」にも感謝したい。これは最近（1931年6月）、彼が「職業婦人」という雑誌に載せたもので、彼の指摘には若者にとても有益なこのワークは職業としてりっぱに成り立つとあり、別の記事にはリトルスクールでの実践について書いてあった。この論文が出版されたおかげで問い合わせが殺到したから、私はこれまた付録に公開

書簡を載せることにし、教師養成コースの未来の練習生への案内と特集として
リトルスクールで実践されてきたワークの紹介をすることにした。リトルスクールではお子達が手助けを受けながらも自分で実践できるように原理と手順を学び、私のテクニークを受け継ぎ学校の勉強の中へ取り入れて、いかなる科目であろうともお子達が注意を継続できるように進めて来た。

　結実となった一連の体験が私にあったからその概略を第1章で著したが、それはまるでたとえ話しであり、道筋の中で得られた意識的な方向へ使えるようになると、人間有機体はそれ故に「未発見の国土」として開かれたようなものであり、その国には遠くまで開発できる人類の潜在能力があって、実践すればどこまでも際限は無く、そして、どんな人でも選択して時間をかけ問題を解き手順を運用し必要なものを得ていけば、意識的な方向へ行き使い方が改善されるようにこれを試すことができる。

　大胆にも私の提案があり、それを少ない分量に過ぎないが、ある知識をもって自己を使うこと、としてここに紙面で発表するのは、そうすれば、ワークをする人が全ての分野にわたって有効な調査をすることが可能になるかもしれないからで、生物学・天文学・物理学・哲学・心理学、など他の分野でも、気づきを持つことで学者諸君が既に調査してきた領域において経験してきたことでも、もしそこで探求をするにあたり、新しい材料が追加された前提で進めれば、その新しい材料が彼らの推論の論拠となるであろう。どこまでいっても自己は道具であり、自己を通して全ての研究者は彼ら自身を表現しているに違いないから、そうなると、もしかして、知識として、どうすれば方向を示し意識的な使い方によって心身統合体の機構を自己にもたらすのかわかれば、それを利用しながら共通の開始地点にして研究を進めることになり、そうすれば確実に統合と拡大の双方が結実していくだろうし、そうなれば研究者諸君の仕事は、今まで以上に、なによりもすばらしいものになるであろう。

　この機会に感謝の意を表したい方はジョン＝デューイ教授で、私に再度下さった彼の貴重なサポートとご自身の著作からの引用を許可してくだ

さったこと、その書『経験と自然』（*Experience and Nature*）に対して大変ありがたく思う。ピーター＝マクドナルド医学博士にも謝辞を伝えたい、原稿を読んでくださり貴重な批評と提案を下さった。そしてエセル＝ウエブ女史とアイリーン＝タスカー女史は出版に関しての準備をやってくださり、もし、彼女らによる驚くべき疲れ知らずのお手伝いが無ければ本書の出版は大幅に遅れたであろう。メリー＝オルコット女史とエディス＝ローソン女史の注意深い校正で検証され、エブリン＝グローバー女史には最終原稿のタイプ打ちでたいそう世話になり、二人の生徒さんジョージ＝トラバイヤン氏とガーニー＝マキンズ氏が快く引き受けてくれたおかげで索引ができた。

　別の謝辞を述べたい方はアーサー＝エジントン卿で、ご自身の講義集「科学と宗教」の引用許可をくださった。A＝マードック博士は、聖アンドリュー協会でなされたご自身の演説からの引用許可をくださった。そしてエドワード＝ホルダネス卿が引用を承諾してくださった書は「恐るべきへっぴりゴルフ（The Fearful Foozler)」という。

1931 年 6 月 24 日

フレデリック＝マサイアス＝アレクサンダー

（訳注　ベルサイユ体制下のこの年に、世界最初のアレクサンダー教師養成学校は英国ロンドン市アシュレイプレイス 16 番地にあった。）

序文　1941年 新版

　必要に迫られ新版を重ねることになったこの機会に、皆さんが難しいといっている箇所の大掃除をきれいさっぱりとやれそうだ。読者からのお手紙には、自習で私のテクニークを応用するのは難しいから無理と記されてあった。何が大変で多くの人が悩むかというと、実際に「どうやってそれをするか」である。いくつか文通した所で私なりに見積もってみたが、かなり深刻であった。なぜなら皆さんが自習と言っておられるやり方ではとうてい、私の書いたように行っていないことが判明したからだ。それに皆さんも気づいておられるに違いないが、仮に全ての教科書に精通したとしても大概は、自習だけで自動車の運転ができるようにはならないし、ゴルフもスキーもムリだろうし、習得したいものが比較的に簡単な科目であっても、例えば地理学・歴史学・算数などでも、教師の手助けなしには難しいだろう。

　それ故に、皆さんが見つけたものが不成功でも皆さんは驚くべきでない。私のテクニークを学習し応用するというのは、特別な計画で変化と改良を続けることになり、すなわち、自己の使い方をいわゆるワークを通して新しい原理に基づいて進めることであり、その奥には、この道筋で皆さんが必然的に接触せざるを得ない今まで未知だった経験が待っているからだ。なぜなら、運用に必要な手順を求めていくやり方をすると、自己の使い方は新しく不慣れなものになり、初めてそれを経験すると「間違いと感じる」からだ。従ってどんな計画であろうと、私のテクニークを応用し変化と改良へ向うように自己を使うつもりがあっても、明けても暮れても過ちになるしかない行動をとって、信頼を「感じ」に置き続け、手馴れた道案内として古い習慣で「しよう」として「正しく感じる」ようにやっておられるようでは明確な過ちにすぎず、必ず失敗する。

'The Use of the Self'

　もしかすると、難しいから自習をするのがイヤだと不平を言っているのではないのかもしれないけれども、皆さんは上記の点を見落としているのかもしれないし、そうならばその範囲までしっかり責任を持って、自分自身の失敗について反省してみるのも一つの手ではなかろうか。だから、ここにひとつ追加して言葉で警告をしておきたい。対象は私がお手伝いをしようとする皆さんに対してだが、書簡を研究して見たところ、書き手の方々がおっしゃることで、困難さを経験し理解が難しいというところに現れてる兆候があり、それは、書いてある内容をさっと読み流しているということであり、その気になれば丁寧に注意深く研究してこの科目を学ぶこともできるはずであるのだが、そうはされていないようだ。私が最近読んだ文章に、人々はもっと練習して素早く読めるようになるべきだと提案されていたが、そこで、速く読む事を習慣的にやりすぎると、理解は速度で計られるようになってしまい、そのまま進むと身体的にも精神的にもまっすぐ人を狂わせる道にならないか、それも今日ではあまりにもありふれた過ちである。これは、習慣的に速く反作用して刺激に応対しすぎることが一般化している中で、単なる一つの例に過ぎないし、その流行を追っていけばほとんど無理解や誤認や誤った方向へたどり着くことになり、一所懸命たいそうな掛け声ばかりする大多数の人々は今日、そうやって物事を指揮しながら身体が怠けるように仕向けている。

　再び、手紙で手助けしてほしいとおっしゃる方々が自習するときに何をしているかというところに戻ると、ほぼ確実にひとつの考えに没頭しており、学習を「正しくしよう」という態度が見受けられる。返信として、その方々に紹介したいのは本書の第1章であり、そこに可能な限り正確に記述して自分がやったことを載せ、そして（もっとも大切なものが終わりの箇所にあり）自分が何を**しない**ようにして自習していったか記してある。第1章の当該箇所に見られるように、私が実験を開始するにあたり、自分がしてはいけない思い方があると自分で見つけ、最初に「すること」を考えたがその時の私の理解でいう「すること」では全然ダメだとわかり、そのかわり、**予防して何かするのを止めていく**とわかった。自分自身で予防するというのは、あるやり方をしないことだ。同意を与えてしまい結果に

あわてて行こうとする手段で習慣的に「すること」、これをやるとダメであり、そのようにやって行き着くのは自分が繰り返しやってきた誤ったやり方で自己を使うことにすぎない。そこで変化したいにもかかわらず、どこまで行ってもそれではできない。自分の記録で示したのは、より奥へ進んで調査して行く方法で自分を自由にしていった道であり、それは、習慣的な反作用で「すること」（これを自分で作り出し自分に対してやっており、信頼できる道案内のつもりで自分の不確かな感覚の感じを用いるとそうなってしまう）の奴隷状態から放たれることであり、より明確に自分で見えるように仕向け、たったひとつのチャンスで自分を自由にすることができるなら、そのための**初めの大事な一歩**は、自分に同意を与えない、拒絶、によって、自分が普段やっている「すること」が運用されるのをいかなる手順でもさせないことから始まる。

　皆さんからのお手紙にもうひとつ抜け落ちていることがあるとわかった。皆さんが難しいとおっしゃる論拠として皆さんが帰するところのどこにも、プライマリーコントロール（初めに起きる大事な調整）を使うという記述が無いのだ。これまたとりわけ重要な点である。なぜなら私が初期に認識できたことは、予防、何か誤っていることをやらない必要性であり、そこから、プライマリーコントロールに任せて自己を使うという発見に導かれたからだ。この発見を強調して、全ての重要性をまとめるように努力して、自学自習してきた。それ故に、自学自習が心配ならばもう一度第1章を読み直してほしいと、読者の方々にお願いしたい。私自身の困難さを詳細に渡り分析しただけでなく、同時に、その時最適な手段（means whereby）によって自分を困難さから自由にしていったやり方を載せた。このプライマリーコントロールという発見で開通された進路を利用したから、安全に行程を進められたところが皆さんに見えてくるし、そしてそれは、「理想的な理論として実際に練習できる」し、私が意識を頼りにしている限りはそれが続き、一方で自動的に起きる感じを道案内にするとすぐダメになる。どんな人も頼りにする道案内を「感じ」に任せた時安全にできなくなるし、そうすると、直情的にやろうとする気持ちに引きずられ、多くのことが生じてくるけれど、ことごとく使い物にならず、続いて引き

起こされる信頼に値しない経験は、それがあたかも「正しいと感じる」ように起きてくる。

　どんな読者の方でも私を追いかけてみる気があるならば、実体験を通して私が組み立てたようにやり、とりわけ「しようとしない（non-doing）」という観点を持つことができさえすれば、うまく行かないはずがないと私は推測する。ところが、私のような体験ができるようになる前に、皆さんには深い理解が要ると強調しなければならないし、その理解とは以下の通りである。

(i) この知識は知覚体験に影響を及ぼすために、書いても話しても言語のみでは完全に伝達することができないだろうし、受け取り手に意味されるものには、送り手がそれを伝達しようとした意味（筋感覚も含む）が伝わり、

(ii) 皆さんには、新しいその時最適な手段にしっかり委ねて得られる結果が必要とされ、それは、皆さんに「誤った感じ」を起こすだろうが、なぜなら最初に運用する時には手順に不慣れだからで、

(iii) この計画は変化し続けることであり、そこに成長や発展や前進へ向けての改善が含まれ、そうしたものが人間有機体の使い方と機能において生じる場合に呼び起こされるものを必ず受け容れて、Yes、よろしい、と歓迎すると、未知であった知覚的経験を得るが、この「未知なる」ものによって引き起こされる知覚体験は、今までの「正しく感じる」ようにはなりえない、ということは、

(iv)「努力して正しくしよう」とするときに行く方向は、「しよう」という無駄な努力を再生産する方向であり、誤った既知のところでやっているだけで、そのように導いては「正しく」もなければ「未知なる」所にも行けない。

　どんな人でも上記の点を受け入れ、理由に納得し、そうした視点を持ちながらワークをして、原理が常に働くテクニックでやれるならば、「どうぞおやりになってください。けれども次からでいいので、契約に最重要事項があったことを覚えておいてほしいです」と私は敢えて言おう。私は何年間もかけてある地点にようやくたどり着けたのだけれども、経験豊かな教師から数週間も手ほどきを受ければ誰でもその同じ地点に到着可能だ、ということを知っておいてほしい。

序文

　本当の問題解決をしたいならば、原理を広く受容して**予防する**ところにある、治療する代わりに予防した方が望ましい。そうすると長期的にわかっていくことがある。最高に価値のある知識として我々は、自己の使い方と機能を高めていく知識を手にすることができるし、その時最適な手段を用いて個人単位で継続的に水準を高めていくことが、人類全体の健康と一般的な福祉に貢献することにもなる。それから、今日の世界において個人の権利と個人の努力に寄り添っていこうとする人たちが、物事を深く了解する訓練をして、この推奨できる理想に向かうなら、もうこれ以上に根本的な体験は利用され得ないだろうというところまで、教師に出会おうが出会うまいが、この道を行く人は忍耐強く時を捧げ学び続けテクニックを応用して日常生活で培ってほしい、と私は冒険的に提案したい。皆さんが満たされた個人的自由を自己に内包すると同時に周囲にも保てるような、そんな「理想的な理論」に基づいて人生を送ること、それを人類の遺産としたい欲求が私にある。個人としての自由を求め、思いと行動の**内側から**、発展する意識を道案内とした調整能力で自己を用い、解釈から実践にまで至るのだ。そうしていけばそれでやっと優勢であった直情的な習慣と自動的に反作用が引き起こされる奴隷状態から離れられ、たったひとつ、個人の解放される手はずが整うだろう。

　　　　　　　　　　1941 年 12 月 19 日
　　　　　　　　　　フレデリック＝マサイアス＝アレクサンダー
　　　　　　　　　　米国マサチューセッツ州ボストン市にて

（訳註　このころ FM 氏は欧州の戦火を避けるために米国滞在していた様子。脱稿より
10 日程前にあたる 12 月 8 日は、大日本帝国による真珠湾攻撃の当日であった。）

第1章
進化するテクニーク

「そこでまず、最初に要請しなければならぬと思われるのは、我々が……、哲学において何か学派を立てようとしていると、人が考えないようにということである。というのも、我々はそんなことに係わってはいないし、また誰かが自然及び事物の原理について、どのような抽象的な意見をもつかということが、人々の運命に多くの係わり合いがあるとは思わない。そして沢山のこの種のものが、古いのが呼び起こされるとともに、新しいのも導入されうることは疑いない。あたかも数多くの天文説が想定され、諸現象とは十分によく合致するけれども、しかし相互には一致しないごとくである。

　しかし我々はこの種の推量的な、そして同時に無益でもあることには、心を労しないことにする。これに対して、我々にとってはっきり決っていることは、我々が人間の能力及び射程の、より確実な基礎を置き、限界をより広くすることができるかどうかを試みることである」

（『ノブムオルガヌム・新機関』1620 年刊行。もしくは自然の解明についての正しい指示と呼ばれる。2 部の概要アフォリズムにまとめられた中で　116 番より。フランシス＝ベーコン著、桂寿一訳、岩波文庫より）

1. 私の2冊の既刊書「人類の最高遺産」と「建設的に意識を用いて自己調整する」（現時点で未訳出。）で、このテクニークを徐々に進化させていった経緯を記述し、何十年間の研究で得られた「その時最適な手段（means whereby）」を用いれば、誤った状態で使われていた人間有機体を改良できると示した。実は、自分も調査を始めたばかりの頃には一般人と同じような概念を持っていたと認めざるを得なく、すなわち、「肉体」と「こころ・精神」とは別物で、それがたまたま同一有機体に存在しているだけと思っていた。従って当時の私は、人間の病気・不具合・欠点などは分類可能と信じており、つまり、「精神的」問題か「肉体的」問題か、ど

ちらかひとつに診断でき、治療にあたっても、「精神的」か「肉体的」か、どちらか決定した線に沿えばそれでよしと思い込んでいた。しかしながらその後、この思い込みを放棄せざるを得ないところへ自らの実践と体験で導かれていった。読者の皆さんも、このテクニックを厳密に運用していくと全く「一般人」とは正反対の概念になるということにきっと気がつくだろうし、「精神」と「身体」の過程を分離して別々に扱うことは不可能であると実体験するだろう。

2. 上記の心象変化が私の概念上で生じたのはずいぶん前のことだったけれども、その頃はまだ、人間有機体についての考えが完全に変化しきってはいなかったし、しっかりとテクニックが理論化され掌握でき成果をあげられるとまでは言えなかった。調査を通して得られた実験結果に圧倒されたから私は根本的に理解するしかなくなり、普通の人の日常生活でもこうした新しい領域での実験を実践してもらい、その実体験から再確認された。

3. 読者の方々からの手紙にあった内容をまとめると、皆さんは当該理論を受け入れると統合へ向かい、精神と肉体の双方で道筋が進み、日常生活全般でうまく行くようになるとわかるけれども、実践的にうまくやるには何をどうすればいいのか、実際の体得には困難を伴い、この理論に含まれていることをどのように応用すれば統合に向かえるのか、そこがわかりにくいとあった。おっしゃるとおりここは常に難しく、私自身で教えているときも例外ではない。しかしそれでも、レッスンを継続する中で実践して、生徒さんがどうやれば精神と肉体を協働できるのか、自己の使い方において、全ての動作をどうやったらうまくやれるのか、そのやり方を教え学ぶことは可能である。

（註　ここで明確にしておきたい。「使い方・使う（use）」という用語を選んでいるわけだが、これは単に特定の身体器官を限定された知覚によって指すことではない。例を挙げよう。我々は話すときにも、当然同時に、腕を使ったり足を使ったりせざるをえない。これが使い方（use）である。使い方とは有機体全般で生じていることを指しており、より大きくより包括的な知覚を応用しながら働く。ある使い方において、有機体全体を心身統合体として捉えた場合には、どの特定の部位を使おうと他の部位に異なる物理的な働きが生じていると認識できる。例えば、話すときには腕でジェスチャーをしながら足で自分の体

'The Use of the Self'

重を支えている。こうした一致する動作としてもたらされるものを、ある使い方とし、それは特定の部位にも全体にも見受けられる。)

　レッスンのやり方は、繰り返しデモンストレーションをしていってやっと確信できるものであろう。それにしても、生徒さんと関わる際にたった一人の教師でやれることは、たとえ大掛かりな授業であったとしても当然限定的になるし、こういったデモンストレーションの機会を作ったとしてもたかが知れているだろうから、私は、本書で初めて全くの第一歩から私の個人史に関連づけて、どのように研究を進めてきたか、結果として徐々に進化するテクニークをどのようにして導くことになったか、それを紹介しようと決意した。従ってここからの記述では、私自身の行った実験を時間軸に沿ってできる限り詳細に再現し、そうやって、自分が何を観察したか、何を経験したか、その道筋が進む中でどうなったかということをお伝えする。そうやれば読者の方々も良い機会を得ることができて、自分がよく見えるようになり、そうやって訓練すれば、最終的には、私にやれたように皆さんにもできるはずだと信じる。それは、

i）いわゆる「精神的」なことと「肉体的」なことは不可分な実在であるし、

ii）もしそうなら、人間の病気や不具合を分類することは不可能であって、現在「精神的」だとか「肉体的」だとか特定されて扱われている場合でさえ、その中身を、教育的であろうとなかろうとずっと訓練を積んで行きながら、予防することにワークする対象を置く、つまり、初めから丹念に余計なものを取り除く作業をしていけば、欠点や過ちや病気は消滅する方向へ行く。分かつことのできない統合状態において、人間有機体は先天的に備わった能力を発揮するという事実を基盤としなければならない。

(註　私の使った用語は「予防（prevention）」である。「予防と「治療」と等しい。」この用語がしっくりくるからというよりも、他にうまい言い方が見つからないからといった方が正直なところだ。「予防」を最大の意味で取ると、特別な在りかたで満足のいく状態にいることが暗示されており、予防された状態にあれば、悪いほうへ変化しない。この意味あいで予防が不可能な現代社会にあり、現状で示されているように近代人は以下のようなところに置きざりにされており、誰かを見つけ、その誰かが完全に自由でいられ、その人が発言や行動をする際に、誤った使い方や機能に縛られていない人であるというのはまっ

40

たく困難である。それ故に、私が使っているこの用語「予防」と「治療」というのは相対的な意味しか持たない。まず「予防的」に計測するというのは、全ての企てを予防して、つまり有機体において間違った使い方や機能を全般的な手段として用いることを防いで、欠陥や狂いや病気が生じないようにすることだ。一方、「治療的」に計測するというのは、悪影響を及ぼしている誤った使い方によって機能がうまく行っていないならば、そのやり方を無視して、欠陥や狂いや病気の消滅する方向へ行くことだ。)

4. もし読者の方でどなたか、上記の内容を疑う方があれば、その方に証明していただきたいものだ。例えば、腕を持ち上げる・歩く・話す・眠りにつくなどといった動作を伴うような道筋を取り上げるか、あるいは、何かを学ぼうとすること・問題を解決すること・決意をすること・与えるか保持するかして同意を続けながら要求や願望を達成すること、あるいは、必要を満たすことや突然の衝動を満足させることでもいいけれど、そうしたことを取り上げて、純粋に「精神的」であるか、もしくは純粋に「肉体的」であるかを示していただけないだろうか。こう皆さんに質問するとまたあらたに沢山の疑問が沸き起こってくるだろうが、特別な誘導が成されれば、こうした疑問にもきっと立ち向かって行かれるように思う。そんなわけで、私の辿った道のりを追跡したい読者の方々があるかもしれないから、今から個人史を語ってみよう。

5. 幼少の頃から詩の朗読は私の喜びであり、シェイクスピア劇を一番の楽しみとして学んだ。大声で読んで、役柄を解釈しようと努力した。それが高まって私は発声法や朗誦の技法に興味を持った。そのうちに人前で朗誦する機会も増えてきた。表向きは成功してきたように見えたので、シェイクスピアの朗誦家として生計を立てていこうと思うようになった。そこで長い間一所懸命ワークを続け、詳細にわたって演劇表現を研究した。かなりの期間アマチュアとしての経験をつんでやっと階段を上り、厳しいテストに耐えられるプロの基準まで自分のワークが到達した。それに良い批評をいただいたことで自分でもプロの朗誦家としてやっていける決意ができた。

6. 数年間は全てがうまく行っていた。ところが、問題が起き始め、喉と声帯の辺りがヘンになり、それほど長くかからないうちに友人からも指摘されるようになった。私が朗誦する時に息継ぎが外から聞こえ、彼らが

'The Use of the Self'

言うには「あえぐ」ように、口で「息を吸い込む」ことをしていたのだが、実際の喉の問題よりもこちらのほうがずっと悩みの種になった。というのも以前の自分にはまったくその癖が無いことを自慢に思っていたし、音を立てて息を吸い込むことなどしなかったからだ。その癖は、朗誦家・俳優や歌手などによく認められる非常に一般的なものだ。それ故、アドバイスを求めて医師やボイストレーナーにかかった。希望としては、私の誤った息遣いが治り、喉のかすれからも救出してもらえる治療が施されると。ところが彼らのやれることを全て用いて治療したにもかかわらず、朗誦するときにあえぎ声と口で息を吸い込むことがずっと強調されてきて、より短時間で喉のかすれが発生するようになった。

(註　私の症例に対して、粘膜の刺激で喉頭と鼻腔が異変を生じ、そのせいで声帯に炎症が発生し、彼らの言葉でいうとリラックスしすぎている、と医療的な診断があった。私の口蓋垂（のどちんこ）はとても長く、何度も急に咳き込むことがあった。こうした理由で、2名の専門医から、当該部位を切除する手術は簡単だ、と勧められた。しかし、私は従わなかった。現在、私の苦しんでいたのはいわゆる「演説痛」と呼ばれるものであったとほとんど疑いなく思う。)

　治療を続けてはいたものの、効果はどんどん減少していった。ということは問題はどんどん増加していった。数年もすると自分でも怖気つくほどひどくなって、自分の作り出していた状態で生じる喉のかすれが、最終的に全く失声に至るほどになった。不健康な関係を経験しており、強固に私の人生全部にわたっていた。喉のかすれが起きてくるばかりか、つまづいたまま自分を疑い始め、健全な自分の発声器官を信じられなくなっていた。とりわけ魅力的で重大な契約が示されたとき頂点がやってきて、この頃になるともはや段階が進み、自分の声の状態があてにならないものだから、正直言って契約を引き受けることがためらわれるほどになっていた。私は決意しなおして、もう一度だけ医者に診てもらった。それ以前の治療が落胆するものだったにもかかわらず、それしか思いつかなかった。喉の診察と新たな検査を終えると、こんどの医師は、もし次の舞台までの2週間ずっと慎んで、朗誦をせずに声の使用を最小限にし、かつ、医師の処方に従うならば、私の声はその頃までには正常化される

であろうと約束した。

7. 医師の指示にきちんと従い約束もきっちり守った。数日すると、医師との約束を守りさえすればうまく行きそうな確かな感じもしてきた。それというのも、声を使うことをなるべく少なくしていたら、だんだんとかすれが減るとわかったからだ。さて、とうとう劇場で朗誦する夜がやってきた。私はまったく、かすれから解放されていた。ところが出し物の半分も行かないうちに、再び、私の声は最悪の疲労状態になってきた。そのうえ、その夜の終わりにはかすれがあまりにひどくなったために、私は普通に話すことさえままならなくなった。

8. 言葉で表現できる領域をはるかに超えるほど、落胆した。今となってはまるで何の期待も持てず、いちじしのぎ以外に無い。すなわち、私はこの職業を放棄せざるを得ないところに差し掛かっていた。自分が深く興味を持ち、一度は成功を掴んだと思ったのに。

9. 私は次の日に医師を訪れた。そして出来事について語った。話の終わりに彼に尋ねてみた。医師がどう思うか、我々はどうすると良いのかを。「我々は治療を続けなければならないでしょう」と彼は言った。私は、それはできない注文だと言った。なぜかと聞かれたので、指摘した。自分は忠実に行動し、医師の指示に従って自分の声を使わないようにし、人前にも出ずに治療を続けた、それなのに以前の状態である声のかすれは戻ってきた、たったの一時間ももたなかった、自分の声をまた使い出してすぐに再びそうなった朗誦の夜に起きた出来事をあげつらった。「すっきりしませんね、このありさまでは」、「結論としては、あの晩に私が声を使うときに、何か私が自分でやっていたことがあり、その何かが原因となって問題を生じたのではありませんか」と彼に尋ねた。医師はしばらく考え込んでから、「うむ、そうに違いない」と言った。「では、それが何かを教えてください」、「それはなんですか。私がした何か、問題を生じさせた事柄とは」と訊いた。正直に認めて医師はわからないと言った。私は「上等です」、「もしそうならば、自ら試し、自分自身で見つけなければならない」と返事した。

10. ひとりで準備してこの調査をしようとした時に、自分に起きていた

'The Use of the Self'

二つの事実はわかっていた。まず、朗誦をすると喉がかすれた状態になること、もう一方に自分で制限して声を使うのを減らし日常会話の範囲にしている限りはかすれの消えていく傾向が続いたこと、それを経験を通して知っていた。同時に、医学的な治療を喉と発声器官に受けていた。そこで、私はよく考えてみた。この二つの事実間で何がどのように生じて、支障をきたしていたのか熟考した。すると見えてきた。もし通常の話し方で喉のかすれを生じないのに、朗誦のときに喉のかすれが起きるのならば、きっとどこかに差異があると、つまり、自分が朗誦するときにやっていることと普通に話すときにやっていることに差があるはずだと見えてきた。もしそうならば、その差を見つけ、差異が何かを知れば手がかりができ、喉のかすれを取り除けるかもしれないと思った。実験をしたからといって、少なくとも害になるようなことは起こりそうに無かった。

11. そう結論付けてから、鏡を用意して自己観察をすることにした。ある方法で自分が「やっていること」を両方見る、普通に話をする時と朗誦するときの両方を比べて見ると決めた。希望をもって、区別ができ差異を明確にすることも可能になるだろうと。どんなことであれ両者に差があるなら、きっとまずは自分を観察することから始めるのが良かろうと。単純な動作である日常会話の時と、もう一方に、何か特別なことが起きているかもしれないより厳密な動作である朗誦する時と、自分で自分を観察して比較しようと思った。

12. 鏡の前に立ってじっくり自分を観察した。まず、普通に話すときだ。繰り返し何度も動作をしたが、何も見えなかった。私の方法でやっているところに、誤ったり不自然だったりしたところが見受けられなかったということになる。次に、鏡の中に自分を注意深く観察しながら、朗誦しているところを見た。するとすぐに、私が普通に話しているときにはやっていなかった事柄に気付き、複数のことが見えた。自分で自分がやっているのを観察して、とりわけ衝撃を受けたことを三つ挙げる。さあやるぞと朗誦に取り掛かろうとするとすぐに私の傾向として、頭を引き下げて後ろにやること、喉頭を押し下げてつぶすこと、口から音がするほど息を吸い込んであえぐように聞こえるやり方をすること、以上が見えた。

44

1 進化するテクニーク

13. 朗誦時に気がついてこうした傾向があると確信してから、普通に話すときにももう一度観察しなおして、自分が何をしているのか見直してみた。すると、当初朗誦するときだけ上記の三つの傾向に気がついたが、この回の実験で私が置かれたのはほとんど疑いの無い所で、全く同じ傾向をただ度合いが少ないだけで日常会話にも同じようにやっていると発見した。この傾向はとても小さなものだったために、自分でもなぜそうなのか理解できた。

(註 それにしても、これはまずもってわからなかった。前回は能力が無く経験もなかった。観察に必要なことが自分でわかり突き止めるだけの力量がなかった。何か誤ったやり方で自分で自分の邪魔をしながら使う（use）ところを、日常会話の最中に見ることができるまでの観察力が養われていなければ見つけることはできない。)

というのも、前回に自分を観察して普通に話した時には、私は観察に全て失敗して気がつかなかっただけだった。両者間に、私の発見したこの明らかな差異があった。日常会話の時と、朗誦をしている時の差である。実感として、ここに明白な事実が見つかったおかげでいろいろな説明がつきそうだとわかった。それで大いに勇気付けられ継続することにした。

14. 鏡の前に立ちながら何度も朗誦を続けた。するとまたわかってきたことがあった。この時点で例の三つの傾向にはもう気付いており、朗誦するセリフに特別な要求があり、声色を変えないといけないところでその度合いがとりわけ著しくなった。確認のため、自分で初めに疑ったように何らかの関連がありそうなところを調べてみた。すると、朗誦するときに自分で自分にしていることが原因になって喉の問題が起きる、という考え方は筋の通らない仮定ではなく、どうやらその線をたどると、日常会話においても気付かないうちに自分で自分にしていることが害になっており、そのうえで朗誦中のセリフ回しに特別の要求がある箇所で自分のしていることを増してしまい、私の声は結果としてますますひどい状態になり、喉がかすれるに至ったのだと見えた。

15. その結論として、次の推測を導入した。頭を引き下げて後ろにやること・喉頭を押し下げてつぶすこと・口から音がするほど息を吸い込んで

'The Use of the Self'

あえぐように聞こえるやり方をすること、以上が実際に過労となって喉の症状に現れるとするならば、過労の中身とは誤った使い方であり、それが今述べている身体器官で生じているに違いないという推測だ。ここで私は確信し、問題の根っこを捕まえたと思った。特定のやり方で自分が自分の身体器官を使っているところに自分の喉がかすれる原因があると理詰めで考えるならば、私という有機体にその身体器官が存在する以上、あることをしない限り、私がそれより向こうへ行くことはとうていできそうにもないと悟った。あることとは、自分で予防をすること、言い換えると、この誤った使い方を変えることだ。

16. しかしながら試そうにも、実践的にこの発見を利用しようとしたとたん私は途方にくれてしまった。一体どこから手をつけたら良いものやら。口で息を吸うことが原因で、頭を引き下げて後ろにやり喉頭を押し下げてつぶすことが起こるのか。それとも、頭を引き下げて後ろにやることが原因で、喉頭を押し下げてつぶし口から息を吸い込むことが起こるのか。あるいは、喉頭を押し下げてつぶすことが原因で、頭を引き下げて後ろにやり口から息を吸い込むことが起こるのか……。

17. 私は迷路の中で答えもわからずにいた。鏡の前で毎日何時間も、とにかく辛抱強く実験を続けた。数カ月もしてからわかったことがあった。まず朗誦の時に直接予防する手段で、口から息を吸うことや喉頭を押し下げてつぶすことから無くそうとしても、やめられないとわかった。しかし一方で、うまく予防すれば、頭を引き下げて後ろにやることはやめられる、いくらかではあるがやれるとわかった。そうして導かれたのは、ある発見だった。後になってわかったのだが、とてつもなく重要な発見だった。すなわち、私がうまくやって予防すれば、頭を引き下げて後ろにやることをやらずにすみ、そのおかげで間接的に歯止めが利き、喉頭を押し下げてつぶすのと口から息を吸い込むことが減った。**非常に重要な発見であるからどれほど強調しても大げさになることはない。ここに一連の深遠な発見が始まり、後にプライマリーコントロール（初めに起こる大事な調整能力）が人間有機体の全ての機構において見うけられるという発見を導くきっかけとなった。そしてこの本文記述箇所は、観察**

による調査を継続して初めて事実関係が明白になっていったとても重要な段階であると示そう。

18. より詳しい実験結果も記述しておこう。予防することで、こうした身体器官（部位）における誤った使い方が減少すると同時に、声のかすれは減少し、朗誦しても平気になってきた。私の実体験によって、この予防法をとれば自分に不利な傾向であった喉のかすれが減少に向かうと裏づけされた。そのうえこうした実体験の後に、自分の喉を医学的に検査してもらったところ、普段の状態でも喉頭や発声器官が良くなり、明らかな改善が認められた。

19. このように、**使い方（use）**が変わったおかげで私に変化が生じてきた。予防的に三つの有害な傾向を減らすことが自分でやれるようになってきたからだった。有害傾向を自分で突き止めたからこそできた。そうやって、明らかな効果が**機能**に認められたし、発声と呼吸の機構が向上し、自分自身が進展していた。

20. **この時点でようやく私にわかった結果がある。実践的に体験を積み調査してきてやっと、明らかに第二の重要な段階がもたらされたと気付いた。それは、使い方と機能の間に密接な因果関係が存在しているということだ。**

21. ここまでの私の経験でわかったことは以下の通り。

　i）例の傾向で、自分で頭を引き下げて後ろにやることが原因になって自分の喉の問題をひきおこしていた。

　ii）自分でかなりの問題軽減がやれるようになってきた。自分で予防して、単純に頭を後ろへやらないこと、それで可能になった。この予防的な動作によって、間接的に、押し下げて喉頭をつぶしたり口から息を吸い込んだりしないですんだ。

22. この時点での見解として、私は自分の頭を絶対に前にやっているとわかった。頭が前に動いていくことが影響して、私の発声器官と呼吸機構における機能の仕方がより深部から正しい方向に進むことになり、その結果、困った例の傾向は消滅する方へ向かい、全体として喉のかすれがなくなる可能性を生じたように思った。それ故に私は決意して次の一歩に踏み出し、実際に自分が正しいことをやっていると感じるよりもっとずっと前にやるように、自分の頭を常に前へやるようにした。

'The Use of the Self'

23. しかしながら、そうやろうとしてわかったのは、頭を動かして前にやってもある地点を越えてしまうと、私の傾向として引き下げてしまう、前にやっているのに下げてしまうということだった。そして観察によると、この効果が私の発声と呼吸器官に及ぼしたかすればほぼ同じで、頭を引き下げて後ろへ下へやっていた時と変わらなかった。どちらの動作にせよ同じように喉頭を押し下げてつぶしてしまい、それが影響して喉の問題を生じさせていた。しかし、この段階で自分が確信していたのは、この押し下げが喉に起きるのを阻止しなければならないということであり、もし自分の声が回復に向かって行きたいのならば、それ以外にないと思った。それ故、私は継続して実験した。希望的には、頭と首が動いても、喉を押しつぶすことと無関係でやれる有効な使い方が見つかるはずだと思った。

24. それからというもの私は、言葉で言い尽くせないくらいありとあらゆる実験を長期間にわたり継続した。こうした実験を散々繰り返した後、十分に言及できそうな事柄にやっと気がつくようになった。頭と首の動きが原因となって喉頭が押しつぶされるような結果をもたらす使い方をすると、どんなときも引き続き、胸部を持ち上げ身長が短くなる一連の傾向を伴っていた。

(註　きっと、より正確にしようとするならば、言いまわしとして「身長の増加」や「身長の減少」という言葉を使った方が適切かもしれない。にもかかわらず私が採用したのは、「身長が長くなる」とか「身長が短くなる」という言いまわしだ。というのも言葉として「長くなる」や「短くなる」という方がずっと一般的に使われ、ここでのつながりを表しているからである。)

25. 振り返ってみると、これは再び重大な発見だったと気付く。ずっと遠くまで届きそうな含蓄のある発見である。一連の出来事によって、私が明らかな調査の分岐点にさしかかっていたと証明された。

26. この新しい断片的証拠によって、発声器官における機能の仕方を見ていたところが実際には全身にまで影響が及んでいると提示された。影響は頭を引き下げて後ろに下にやるところに限定されておらず、私の胴体全

部にわたる使い方で生じていた。それ以前の私は、単に特定の身体器官に誤った使い方が認められると推測していたがしかし、ひとつのものはそれより小さく分解できないわけで、繋がりがあるために、ある部位の誤った使い方は他の機構に当然影響し、全部含まれて動作すると身長が短くなった。だとするならば、いくら改善が必要だと私が期待していても、単に頭と首で誤った使い方を予防しただけでは不足しており、ダメだということは灯を見るより明らかで、他にやりようが無かった。他の部位での予防も含めて自分がなんとかしないといけないことに気付き、そのためにずっと関連して発生してくる誤った使い方によって身長が短くなるようなやり方を全面的に阻止しなければならなかった。

27. そこで、長期にわたり連続した一連の実験が導かれた。幾つかのやり方でやろうとしたのは、身長を短くしないために予防するにはどうするかということ、もしくは、実際に身長を長くするような試みだったが、いずれの場合も全てダメだった。ところがある時、私が交互にこのふたつの実験を行ったり来たりしていたら一瞬見つけた。喉頭と発声器官に一番良い状態があり、かすれが最小の傾向になるときに関連して、身長が伸びていくと観察できた。ところが遺憾なことに、自分がいざ実践しようとすると自分で自分を短くしてしまうことの方が断然多く、長くなることははとんどなかった。なんとか理由がつかないものかとずっと捜してやっと自分で見えてきたのは、私の傾向のせいで頭を引き下げて後ろに下にやっていたからだが、自分のつもりとしては頭を前にやって伸びているはずだった。また実験をずっと続けた。ついにわかったことは、身長が長くなる動きが続くのに必要なことがあって、私の頭が行くべきなのは（下ではなく）上の方で同時に、前にやることだった。すなわち、長くなるために私は、**自分の頭を、前に行くので上に行くようにやらなければならなかった。**

28. **ここまでとこれからの本文で示すように、自分を使うときに自分の全ての動作において働いているプライマリーコントロール（初めに起こる大事な調整能力）が証明されようとしている。**

'The Use of the Self'

29. しかしながら、試みに自分の頭を前に行くので上に行くように**朗誦しながらやろう**としたときに、気がついたら、自分の古い傾向が出て胸を持ち上げることが増えた。同時に脊椎を反らせる傾向も増えたし、そのせいで「背中が狭くなる」結果がもたらされた。これでは逆の結果であり、胴体全体の形がそうなれば機能もそうなるということが起きたのを見た。従って結論としては、ずっと身長が長くなるために、頭を前に上に自分で「正しく」感じるように持ち上げるやり方は有効でなかったにもかかわらず、それでも私がやらなければならなかったのは、実際に自分の頭が前に行くので上に行くようなやり方であり、胸を持ち上げることは自分で予防してやらないまま、同時進行で結果として背中が広くなるようなやり方をしなければならなかった。

30. ここまで来たところで熟考してみた。なんとしても自分でうまくやるべきだし、こうした手がかりを実践的に利用できるように組み立てるべきだ。この時点での結論は、自分が進めてきた発声ワークにおいて、自分の古い癖である頭を引き下げて後ろに下にやることと胸を持ち上げること（身長が短くなること）を減らし、こういったこととうまく混成させて予防しながら、試みとして頭を前に上に行くように動かし（身長が長くなり）背中を広くしようというものだった。これは、「予防」と「しようとする（Doing）」ことを一対の動作にして、混在させてやろうした私の初めての試みだったし、このやり方でできるに決っていると、一瞬たりとも疑っていなかった。しかし、自分が既にときおり頭を動かして前にいくので上に行くようにして広くなった背中になれるにもかかわらず、鏡に見つかったのは、**それを持続したままの状態では話すことも朗誦することもできないありさま**だった。

31. そうなると疑うしかなくなった。自分ではやっているつもりのことが、実はそうはやれていないのではないかと思えてきた。決意をしなおしてひとつ鏡の助けを借り、少し経ってからは二つ鏡を増やして三面鏡にして、両横からも中央からも見られるようにした。その甲斐あって、自分の疑いは正当なものだったという事実が見つかった。そこに何を見たかというと、決定的瞬間があった。私が考えを混成して、短くなるのをやめる

よう予防するのと、**長いままでいながら話す**ことを肯定的に企てて**同時にやろうとした時に**、私は自分の頭を前に上に行くように動かしておらず、ということは、やろうとしているつもりのように実際は動いておらず、自分の頭は後ろへ下へ動いていた。ここに驚くべきことが証明されてしまった。自分がしでかしていたことは、正反対の方向になっており、つまり、自分で信じていた自分がやっているはずで自分が決意してやるべきこととは、逆に行っていた。

32. ここでしばし物語を中断して、皆さんの興味を大変意味深長な事実へと導くが、正直にはあまり自分でさらしたくない部分という気もしているところだ。読者の方々は覚えておられるだろうか、ずっと初期にやった私の実験では自分で確認したくて、慣れ親しんだやり方で朗誦するところに自分で自分に何をしているのかを見つけようとした。その時にも鏡を見ていたが、私に引き出せた実験結果はたいした手助けにならない価値の無いようなことばかりだった。こうした過去の体験と知識を得ていたにもかかわらず、今回準備してやろうとしている実験があり、その実験では、新しい使い方で朗誦しながら同時に特定の部位を調べることになるので、そこに知覚の体験が含まれるだろうし、その体験は全く不慣れなものになるだろうから、もうこれ無しにはできそうもないというくらいに、鏡が、実験目的に必要とされる手助けであり、それまで以上に鏡に頼るほかなかった。

33. それでわかるのは、どれほどまでに自分が思い込んでいたかである。過去の経験があったにせよ、私には実践ができるはず、どんな考えであろうと自分で望ましいと思ったように自分の身体動作くらいできるはずだと思い込んでいた。自分にはそのような動作をするのが不可能であると自分の発見でわかった時には、これはきっと私個人の特異体質だと思ったのだが、しかしながら、私が過去35年にわたり教えることを通して出合ってきた人々や別の機会に観察をしてきた方々と実体験し、今では確信できる事がある。それは、私個人の特異体質ではない、ということだ。ほとんどの人が似たような状況において、全く同じ動作を引き起こした。

私は実に苦しみ妄想の中にいたのだが、それは実際には誰にでも起きており、我々ができると思い込んでいるに過ぎないから妄想というしかない。「やるつもり」のことを動作して、そのときに習慣的であるがゆえに慣れ親しんだ知覚体験が含まれてくるならばそれはできる。それだから、別の「やるつもり」のことを動作してみたところ、今度は習慣と逆で、それ故に不慣れな知覚体験が含まれる場合まで同じように成功すると思い込んでいる、それは妄想だ。

34. そう気がついたときに私はこころが乱れてしまった。全ての状況をもう一度考え直さないといけないと見えてきた。もう一度ふりだしに戻り当初の結論を見直した。私の喉に問題を起こしているのは原因があるからであり、その原因が見つかれば、声を使うときに何か自分で自分にやっていることだと考えられるし、その時点までになされた発見によって、この「何か」の中身とその代わりに自分がするべきことの両方がわかったので、もしかしたらそれで、自分の発声器官が適正に機能するであろうという考えだ。しかし、手助けにならなかった。時期が熟し応用できるとして、自分が学んだことを使って朗誦しようとした、すなわち、自分がやるべきことをやろうとしたのだが、私は完敗した。だとしたら明らかに、私が次に進む一歩は別の作業を見つけ出すことであり、そのためにはいかなる点で私の「動かす」やり方が誤ってしまったかを探らねばならなかった。

35. 忍耐強くやるより他無かった。実験を辛抱強く何カ月も続けた。ここまでやって様々な経験をし、ちょっとうまくいったりダメだったりしたのだが、たいして喜ばしいことはなかった。それでいて得られたこともあり、体験を通して見えてきたものもなくはなかった。自分が長いままでいながら朗誦しようとするならば、いかなる計画になろうとも、必要な動きはかなり広くあり、まず、部分での予防をして、特定の誤った使い方をしている当該部位においてその代わりに起きてくる私の信ずるところのより良い使い方が生じなければならず、同時に、私の行為全体に及ぶ必要があり、全身の使い方が有機体全体でうまく滞りなく動かなければな

らず、朗誦するにあたって付帯的にしている動作、例えば、立つ・歩く・腕や手を使ってジェスチャーする・役柄を解釈するといったことまでも全て関与してくるとわかった。

36. 鏡を通しての観察で示されたことがある。私が立って朗誦するときに、自分の使い方は様々な部位まで特定の誤ったやり方になっており、誤った使い方が私の頭と首・喉頭・発声器官・呼吸器等で同時に起きていることが見受けられ、その状態には過度の筋肉緊張が含まれており、それは私の有機体全体を通して生じ、自分の観察では、こんな状態で過度の筋肉緊張になるとその影響はとりわけ、脚・足・つま先での使い方にも現れた。つま先がずっと収縮して指が下方向へ曲げられており、そのせいで足の裏を曲げすぎることになり、自分の体重は本来のところからずれ、投げ出されたように足の裏の外側ばかりにかかり、それで自分の平衡が干渉されていた。

37. 以上の発見をしたら、もしかしたら、きっとあのせいでそうなったんじゃないかという出来事を思い出した。私がいまさら取り消すことにした演出、その指示はずいぶん前に故ジェームズ＝カスカート氏がくれたものだった。チャールズ＝キーン劇団に居たことのある人だ。彼の授業、たしか演劇的表現と役柄の解釈という内容、これに私も出席していたことがあった。私のやり方が満足いかなかったようで、彼に立ち方や歩き方を何度も注意され、「床をつかむように足の裏を使いなさい」と言われた。それから彼は実際にやって見せた。私はベストを尽くして彼の真似をした。自分が言われたように修正すれば、何かヘンなことをやめられるだろうと、言われたようにやれれば全てがうまく行くに違いないと、そう信じていた。がんばって練習したから、先生が満足するように今の私はそのやり方で立っていると信じられる。なぜなら私は、「床をつかむように足の裏を使って」おり、彼がやって見せたように、自分もやっているからだ。

38. **以下の信念はたいへん一般的に保持されているようである。我々が誤ったやり方で何かをやっているのを訂正するために、何をするのか別のこ**

'The Use of the Self'

とを教えてもらえば、我々はうまくできてあたりまえで、自分がうまく
やれているなら全部うまく行っているように感じるという信念だ。しか
しながら、私自身がしてきた全ての経験を通して示されたことをふまえて、
あえて言わせてもらうと、この信念は妄想にすぎない。

39. 上記の動作を無くす目的のために、鏡の助けを借りての観察を私は継続
    し、自分の使い方をずっと注意深く、今まで以上に細かく見てみた。自
    分が脚・足・つま先で何をしているかやっと気がつき始めた。立ったま
    ま朗誦しようとするときに全般的にひどく害になる影響を発見し、それ
    が、その時点での私自身の使い方であり私という有機体全体に及んでい
    た。この使い方をするときに、当該部位に含まれてくる異常な度合いで
    筋肉を緊張させる動きが見られ、その動きが間接的に影響して私の喉の
    問題に絡んできているという事実があった。それにしても、私が確信を
    強めるに至ったのは、自分であのときの自分を思い出したからだ。昔の
    先生に必要と言われたやり方を使って改良しようとした私の立ち方であ
    り、そうすればより良い結果を得られると思い、そのまま朗誦しようと
    していた。そうとわかれば、徐々に私にも夜明けがやってくるようだった。
    というのも、「床をつかむように足の裏を使う」つもりでは誤ったやり方
    になり、朗誦に際し私が頭を引き下げて後ろにやり喉頭を押し下げてつ
    ぶし等々やっている時と同じように、誤った使い方で私が自分を使うこ
    とになると確信できたからだ。そのように、どこかひとつの部位が誤っ
    たやり方のままで自分を使うと、そこから引き起こされた動きで混在し
    た誤った使い方になり、それが全体として私の肉体系＝精神系の機構に
    生じていた。もうひとつ、このやり方での使い方を、習慣的にどんな動
    作においても私がやっていたと気がついた。これこそが私の命名する「習
    慣的な使い方」で自分を使うという内容である。朗誦するぞ、と思った
    とたん、他の刺激で動作するときと同様、必然的な原因となる習慣的な
    誤った使い方が出現し、そいつに翻弄され、そいつが主導的に働くのを
    許しておきながらどんなうまい計画をやろうとしても無理で、既に誤っ
    た使い方にあるから、望ましい使い方で朗誦することは起きない。

40. その影響を考慮すると、誤った使い方には大変強力な拘束力がある。なぜならずっと習慣的に使用されていたからだが、それにもまして、私の場合には特訓して助長してきた経緯がある。過去の何年間、がんばって信じて先生の指示通りに「床をつかむように足の裏を使って」練習し、そうやって朗誦を続けてきたのだ。影響とひとことで言うが、このように懸命に培った習慣的な使い方は、それ故に、いったん働き始めるとほとんど逆らいがたい刺激となり、私が自分を使うときに誤ったやり方にどれほど馴染んでしまっていたかを示していた。もう少し説明すると、全般的に誤った使い方になるこの刺激は断然強力で、もう一方の、自分の望むようにうまく扱って新しい使い方が自分の頭と首に起こるようにする刺激より、ずっと勝っていたわけだ。この影響のせいで私は足元から引きずり込まれ、立位で朗誦しようとするとすぐに、頭を引き下げて、私の欲求とは正反対になる方向へ行っていたとやっと見えた。散々な目にあって手に入れた証拠は少なくともたった一つあった。朗誦するときに自己の使い方を改良しようと、自分がこれまで努力してきたにもかかわらず、それが全て見当違いだったと証明された。

41. 重要であるから記憶にとめてほしいことがある。どんな作業であっても、ある部位で特定の使い方をしていれば、他の部位の使い方や有機体全体にまで密接な関係を生じながら影響し、その影響は様々な部位へあちらにもこちらにも連続的に変化していき、その変化は特定の方法でやっている使い方に一致しており、特定の使い方がそうした部位に生じている。そして、ある部位が直接働いてある動作に使われ、それが比較的新しい方法だからまだ不慣れであるならば、その刺激でその部位を使って新しい方法で動かすにはまだ弱いし、比較として、別の刺激を使う別の部位が有機体にありそちらが間接的に働いて、動作に際し古い習慣的なやり方になることは強く起きやすい。

42. 今示しているケースにおいて、計画を成し遂げるために不慣れな使い方を用いようとし、その使い方で頭と首を動かす目的は朗誦することにあった。特別な刺激を働かせて新しい使い方で頭と首を動かすのはそれ故に

貧弱であった。比較として、別の刺激が働いているために誤った習慣的な使い方になっている足の裏や脚ではより慣れ親しんだ動作になり、これは当然培ってそのように練習を積んで朗誦してきたからだ。

43. だからこそ、難儀だった。重く横たわっていた。変化を起こして、不満足から満足した状態へ移り、使い方が変わり機能が変わるところへ行きたいのだが、私が生徒に教えることを通して得てきた経験でも、ある誤った習慣的な使い方を練習して培ってしまった場合は、その人がどんな目的でそれをやって来たにせよ、影響は甚大であり、初期段階のレッスンで実践するときに抵抗しがたく圧し掛かってくるのだった。

44. それで導かれたのは、長考し全体の質問自体を捉え返すところだった。方向を指示しながら自己を使うとはいかなることかと。

（註　私が利用している用語「方向」と「方向を指示する」というのを「使い方」と一緒に文章にすると、「ある方向を指示して（ある方向へ向いながら）私を使う」とか「自分で行く方向を決めて特定の使い方をする」のようになる。このプロセス（道筋）に含まれ投影されるメッセージは脳で始まり、全体の機構に届き、そうやって指揮されたエネルギーが必要に応じて特定の使い方のために用いられ、こうした機構で働くと示唆したい。）

　「この方向は一体どちらか」、「何を論拠としてやっているのか」と私は自問するよりほかなかった。以前には一度も考えたことがないから、どうやっているのか、私がどちらの方向へ向かい自己を使っているかなんて思いもよらなかったと認めざるを得ない。ということは、自分を使うときに習慣的にやっていたに間違いなく、そうやって自分では**自然に感じられる**ようにやっていたことになる。言い換えれば、私も他の皆さんと同様「感じ」に依存しており、感じで方向を決め自己の使い方を決めていたのだ。しかしながら、実験結果を元にすると、感じに頼るやり方で方向を決めると、必ず失敗する、そう判断できた。（例えば、実際には頭を後ろへ下へやってしまっているのに、自分では前に上にやっている感じだった時のように。）「感じ」によって引き起こされる方向へ自分を使うと、信頼に値しないと証明された。

45. いやはや、いっぱい食わされた。誰か袋小路に陥った人間がいたとすれば、何を隠そうこの私のことだった。ここで私がぶち当たった事実は、自分の感じを自分の唯一の道案内としてそれを頼りに自分の行く方向を

示し使い方を決めると、それは必ず信頼できなくなると明確になったことだ。当時、それは私独自の奇癖で、自分だけが例外なのだと信じていた、というのもまだ継続して自分の不健康に悩まされていたと記憶しているからだ。しかし、他の人々と試してみるようになるとすぐに見えてきた。その人らがその人自身を使う時にその人が自分ではやれるつもりと思ってやろうとしていても、彼らも感じによって行く方向を指示し使い方を決めているから、彼らも私も同様にまったく信頼に値しないということを私は見つけ、実にもし差があるとしても、この観点では彼らと私の間にあるのは度合いの差くらいのものだった。勇気をくじかれた私だったが、しかし、こんなことぐらいで諦めるわけには行かなかった。再び検証することを始め、今までの発見に潜んでいる可能性をめくって行き、全く新しい領域で調査しようと、私は何かに取り憑かれたように探求心を燃やし続けた。「確かに、」と、「感じが信頼に値せず行く方向を指示する手段とならない可能性がある、ならば可能性として同様に、感じが再び信頼に値するようになるやり方もきっとあるはずだ」と自問していた。

46. この考えで、人類に素晴らしい潜在能力が備わっているに違いないと、直感が泉のように溢れてきて、かつてないほどシェイクスピアの偉大な言葉が絵となって現れてきた。

47. なんという素晴らしい芸術品なのた、人類とは。
    なんと高貴な理性的存在なのだ。
    なんと限界を超える能力なのだ。
    形作られ動きだす、これをなんと表現しよう、
    なんと賞賛しよう。
    行動はなんとも天使のようではないか。
    理解はなんとも神のようではないか。
    美はこの世界にあり、獣たちの唯一の模範となるのだ。

（「ハムレット」第2幕第2場）

48. しかしこのシェイクスピアのセリフも今の私にはまるで矛盾していた。自分自身や周りの人に発見したこととどうにも結くない。何のために、「高貴な理性的存在」をやめてしまい「限界を超える能力」を発揮できな

'The Use of the Self'

いのか、人類に潜在能力があるにもかかわらず上記のような過失に陥ったまま自分で自分をうまく使うこともできず、そんなやり方を続けたままのひどく低下した自分らの水準で機能しており、何をするにも自分の計画がうまく達成されるどころか、そんな有害な状態がむしろどんどん強調されていってしまうのはなぜか、という疑問だ。結論として、いったい何人の人類が今日において、こう言われることに値するであろうか。観点を自分が自分を使うやり方に置いてみて、「形作られ動きだす、これをなんと表現しよう、なんと賞賛しよう」という動きの人が果たして存在するのか、我々は今でも人類を、「獣たちの唯一の模範と」みなすことはできるのか。

49. その頃に父とした話し合いのことを思い出す。誤った使い方に私は気付いており、それを自分も他人もやっていると知っていたから、我々と犬猫と大差ないという主張になるわけだ。父がなぜだと聞くので、答えて私は「我々は**知らない**からです。どうやって自分で自分を使っているかについて、犬猫以上に**知っている**わけではありませんから」と。この時点で私が意味しているのは、人類の行く方向を自己の使い方という観点に置くと、感じに基礎をおいている限りずっと理不尽で直情的になるから、獣たちと大差ないということだった。

（註　以下のような論点として受けとってもらえるだろうか。運動選手で素晴らしい技術によって複雑な離れ業をやる人が意識的に調整をして自分の動きを行える人なのか、ということを挙げる。もちろん、実際に非常に多くのケースで選手にできる動作はある。練習を「試行錯誤」の計画でやっていくうちに身につけた自動的にうまくやれる方法があり、それで競技中の特定動作に必要とされる離れ技をやってのける。しかし、だからといって、どんなやり方であろうともこれだけでは証明にはならない、つまり、選手がうまく調整をしてこうした動きを意識的にやっているという証明にはならない。こうした稀に目にする機会でさえ、選手が意識的に調整して協調作用を働かせて特定の動きをしているとは、まだ言えない。必ずしも、選手は意識的に調整して自分の使い方を全体でひとつとなるようにしてはいないと結論つけた方が安全であるのは、選手が知っているのではないからだ。選手が、何を使って自分の機構を全体として働かすか、すなわち、最高の可能性で特定の動きを用いて自分の要求を満たすか、そこまでは知らない。それだから何か異変が起きたとき、そしてそれは往々にして起こりうるが、それが原因となって変化が起きて、そのせいでおなじみの習慣的な使い方が選手の機構で引き起こされてしまうと、彼が熟練しているはずの特定の技術で動くことも容易に干渉されてしまう。現場からの報告では、選手が

1 進化するテクニーク

いったん元の高水準で動く技術を失ったときには、簡単に取り戻せなくなるという。驚くことではなく、選手には知識が欠けている、どのように行く方向を決めて全般的な自分の使い方をしているのか知らない、ところが、自己の使い方こそが唯一彼に可能なことであり、自分の古い馴染みのある使い方から自分を修復し、自分の機構をうまく使って選手としての技術を復活させられるのだ。(以下の関係は多くのケースで人々に知られていよう。初めはわざと真似して奇妙などもりをやっている人が、自分でやっているうちにどもりが癖になってくると、一所懸命元に戻そうという努力の甲斐も無く、もともとの水準で話すこともできなくなる、というものだ。)

　選手にはこの知識が欠けているから、運動選手といえども獣たちと同様、自分の感じに依存しており、感じで行く方向を決め、そう働くように自分の機構に影響させる。この感じは、多かれ少なかれ信頼に値しないように大多数の運動選手に働くから、(実際に紹介して見せたように)そうやって機構を働かせて自分の行動にあたれば、見当違いの方向へ行くしかないのだ。そんな方向は理不尽で獣と変わりないから、そんなものを比較することすら不可能である。一方の、意識的で理知的な方向は、その方向へ行くことに引き続きプライマリー・コントロール(初めに起こる大事な調整能力)が生じ、自分の機構でうまく働いて統合されていく。)

　当時(1890年代)気がついていたことをこの会話で紹介したい。我々の今置かれている文明化状態の中では、いつでもせかされ急激に変化する環境に対応しなければならないあまりに、理不尽で直情的な方向を使う羽目に陥り、その使い方ではもはや犬やネコでも必要を満たせないし有効でないのだから、それ以上に人間生活では必要を満たせないし有効でないということだ。まず自分のケースにおいてそれから他の人のケースでも、直情的な調整をして行く方向を決めて使えば、全く不満足になりその時に引き起こされる感じはあまりにも道案内としては信頼に値しないから、連れて行かれるところは正反対になる、つまり、自分のやろうとしていることや自分のやっていたつもりのことと逆になってしまうと私は証明した。それならばもしかしたら、私が疑っているようにこの信頼に値しない感じは近代社会の産物であるかもしれないし、時を経るに連れて、ずっと普遍的な脅威になる傾向があるかもしれない、だとしたら、ある知識を利用しその時最適な手段を用いて信頼に値するようにしてやると癒されて感じが戻るかもしれないし、その時の感じは貴重な

ものになるかもしれないと見えてきた。この知識を研究していけば全く新しい領域が探求され開示されるだろうから、ひとつ約束できるのは未だかつて聞いたこともないような研究になるということだ。そのために再熟考し、自分自身の経験を良く見なおし、これを新しい真実の光にさらした。

50. するといくつか確かな点が浮かび上がり、とりわけ印象的なものは以下の通りで、

（ⅰ）私の感じで頭を前に上にやろうとする時に、頭を引き下げ後ろに下にやってしまった。それで、特定の使い方で特定の部位を動かしそれが誤った方向に行っていることと、こうやって誤った方向へ行くのは信頼に値しない感じのせいで引き起こされていることが判明した。ということは、

（ⅱ）この誤った方向へ直情的に行くと同時に、信頼に値しない感じを伴うし、それが部分やまとまりを形成しながら、私は習慣的な使い方で自己を使っている。

（ⅲ）この直情的な誤った方向でたどり着くのは、誤った習慣的な使い方で自分を動かすところになり、そこに、誤った使い方が私の頭と首で生じることが含まれていてもっとも気がつきやすく、**その働きによって望ましくない結果がもたらされるから、自分の声を使おうとするとこの誤った方向へ行っていることがわかる。言い換えると、私は直情的に即座に反応（反作用）してしまうような刺激を用いて自分の声を使っている。**

51. もう一度じっくり考え直して、この重大な出来事の最後のポイントを見ていたら、私にこんなことが閃いた。もしかして、刺激がやってきて私が声を出そうとする時に、自分で抑制ができたら、つまり自分の頭と首で誤った方向へ行くから引き起こされる誤った習慣的な使い方を減らせたら、そうなれば、自分でやめられるに違いないことがあるはずだと。自分の不満足な反作用を用いて朗誦するという考えをその源泉のところで止められるはずだ。以前の朗誦時には、頭を引き下げて後ろにやることと、喉頭を押し下げてつぶすことと、口から息を飲み込むことが表明されていた。いったんこの誤った方向へ行かないように制することがで

きたなら、私の次の一歩は新しく発見することだろう。どちらの方向へ行けば、しっかりと頭と首が動いて新しく改良された使い方ができるのか、そして間接的に喉頭や呼吸や他の機構がうまく働くのか、そのような私が信じられる方向へ行けるように実践していけば、不満足な反作用でやることなしに、特別の刺激を用いて確実に満足に向い自分の声を使えるようになるかもしれないと思った。

52. 次にやろうとした実験で、ある方向へ行けば自分の使い方が**確実に満**足のいく反応を呼びおこせるような、そのような方向を見つけようとした。すると私がきっぱり止めなければならないことがあった。感じに頼ると引き起こされる直情的な方向へ行くのは止める。そしてその代わりに、自分で自分を理知的に誘導する。それは以下の順序になる。

（ⅰ）分析して状態を知り、現在の使い方を知る。

（ⅱ）選択をする（理知的な考えで）。その時最適な手段を用い、より満足のいく使い方がもたらされるようにする。

（ⅲ）**意識的に**投影して行くべき方向へ進み、必要に応じてこうした手段で効果を発揮できる。

　結論としてはこうだ。声を使うという刺激に対して満足な反応をするように私がうまくやるならば、私には取り替えなければならないことがあるだろうと。自分の古い直情的（理不尽な）力向へ自分で進んでいたならば、それを新しい意識的な（理知的な）方向へ進むように転換しなければならない。

53. **この考え、調整を取った使い方で機構に働きかけ人類生命体で用いるという考えでは、直情的に続けることを改め、意識的な水準を用いることになり、実践的な取り組みによって既に正当な結果が得られるとわかった。しかしながら、それが人類の発展へ向かって真に重大な要素であることを十分に皆さんが認識するには一体これから何年かかるのだろうか。**

54　私は組み立て、この考えを実践に移そうとした。しかし、そうしたらすぐに行き詰った。予期せぬ経験に打ちのめされ驚愕の連続だった。ほと

んどの人がそうだろうが、自分が思い込んでいたことがあった。この瞬間まで、もし私が用心深く考え直し、どのように改良すれば自分のやり方で特定の動作を成せるのかわかりさえすれば、自分は案内されるはずで、そうやって自分の理知的なやり方で行けば自分の感じをつかうよりずっとうまく行くだろうし、この考えを実践に移す時もきっと私の「こころ（mind）」はずっと優勢でずっと効果的に行く方向を示す執行者となるであろうと思い込んでいた。しかし、これは誤った推論だとすぐに明らかになった。自分でうまく働くように企て意識的に行く方向へ進もうとして、誤った使い方で自分を動かそうとする習慣的だからそれ故に**正しく感じるものを**訂正しようとしたが、やろうするとすぐダメになった。くっきりとした線引きができないから自分の理不尽な方向と理知的な方向との見分けがつかないと、実験で見つかった。だからそのふたつが混ぜこぜになって、私には全く予防が不可能だとわかった。成功していたこともあって、ある時点で行く方向を指し示すところまでは自分の理知的なやり方をうまく働かせられた。分析して状態を知り、現在の使い方を知った後のところで、自分の決意によって新しく改良された使い方を必要とされるようにやろうとする点までならできていた。つまり、ずっとうまく行っていたのは計画を実行しない前、こうした方向へ行きながら話をする、その直前までだった。すぐにやろうとするとどうなるか、例をあげよう。どんな刺激でも私にやってきてそれで声を使おうというのをすぐにやろうとすると、あるいは私が反応してすぐに**何かしようとすると**、また新しいことをやろうと自分の意識的な方向へ行けばもたらされる動き（頭を動かして前に上にやろうとすることなど）を**しようとしながら同時に話そうとすぐにやると**、その時に自分が即座に旧状に復してしまうと見つかったし、そうなると誤った習慣的な使い方（頭を引き下げて後ろへやるなど）が戻ってきた。疑問の余地は無かった。自分で実際にやっている所が鏡に映しだされていた。これは明快な証明であり、私の企てで結果にあわてて行こうとする手段を取る時に決定的瞬間が起きた。結果にあわてて行こうとする手段によって正反対に引き起こされる私の古い習慣的な使い方では私の直情的な方向が優勢になり、私の理知

的な方向は敗北していた。古いものが優勢で、私が意思を持ってやろうとしている自分で決定した正しく生じてほしいものが負けていた。つまり、私がやろうと試みて（我々の理解でいう「試み」で）いたににも係わらず、そうなっていた。話そうとする刺激が自分にやってくるとすぐに、私は相変わらず即座の反応をして何か余計なことをしでかし、従って、自分の古い習慣的な使い方で引き起こされる動作で話してしまい、この何度もいやになるほどの繰り返しを私は経験した。

55. どこまでもがっかりする経験をいつまでも繰り返したその後になって、私が決意したのは全部放棄すること、どんな企てもしない、今すぐ「する」ことをしない、どんなことでも結果にすぐ行くのをやらないことにした。すると少なくとも、自分に望ましい変化を起こすことができて、習慣的な使い方とそのために勝ってしまう自分の直情的な方向を変えられるとしたら、その時の**自分に必要なのはある経験を起こすこと、つまり「話す」という刺激が出てきても受け止めるだけにして何かすぐに反応するのを拒否すること**になることだろうと見えてきた。即座に反応するとその結果が、決意したとたんに自分の部位でする余計な動作として**すぐさま現れ**、直接的にやって結果にあわてて行こうとしていたせいだったと私に見えていた。動作をすぐにやると、決意を実践しているつもりでも、実際は自分で自分に機会を与えておらず、行く方向を投影しているつもりでも、何回やってみたところで実際の投影はされていなかった。ここで必要とされるのは新しい理知的な方向で、その時最適な手段を用いれば私の結果を達成できるはずだ。ここでの意味づけをまとめると、古い直情的な方向が信頼に値しない感じによって引き起こされ、その状態での調整が主要因となると瞬時に誤った習慣的な使い方になるし、その形式で私が反応すれば必然的な結果として、私は古い誤った習慣的な使い方になるほかなく、何度も何度も同じことが上演される運びにあいなっていたわけだ。

56. そうならば、自分のワークを制限して、自分に行く方向を与えるところに限って、新しい「その時最適な手段」に代わるようにやろうと決意した。今までやっていたことの代わりになるように実験していった。

'The Use of the Self'

（註　全編を通して本書で指示するために用語「その時最適な手段（means whereby）」を使用し、それは、理知的な手段で結果を得るに至るやり方のことだ。その時最適な手段に含まれることを両面から述べると、習慣的で誤った使い方が起きないように抑制しながら有機体の機構が働くようになることと、意識的に投影した新しい方向へ行きながら行為に必要な動作をして新しいより満足のいく使い方が有機体の機構に起きることだ。）

　それ以前実際には、余計な何かを「しよう」としたり、そうやって引き起こされる「結果」にすぐ行きながら話そうとしていた。さて、私が与えようとした新しい方向、それを鏡の前で長い期間かかったが、その方向へ行くように続けた。何日も何週間も場合によっては何カ月もかけた。そうやって、「しよう」とする企てを無くす実験によって得られた経験があった。こうした方向へ行くように続けていくことで素晴らしい価値のあることが証明された。やっと時期が訪れて、よくよく考えたすえに、どうやったら実践できるかわかりかけてきた。

　この経験から学べたことは以下の通り。

（ⅰ）「しよう」と企てる前、冒頭の部分よりさらに前に、新しい「その時最適な手段」を自分で決意したように働かせて結果（すなわち声を使い朗誦すること）を得るために、私がやらなければならないことがあった。つまり、予防的に、しようとするずっと前から行く方向を与えなくてはいけなかった。それを数多く体験した。

（ⅱ）私は**継続して**方向を与えることを、予防的にやらねばならなかった。動かそうとする最初の部分に与えながら、同様に行く方向を予防的に示し、動かそうとする第二の部位へもやらねばならなかった。

（ⅲ）私は**継続して**方向を与えることを、予防的にやらねばならなかった。動かす最初と第二の部位へやりながら、同様に行く方向を予防的に示し、動かそうとする第三の部位へもやらねばならなかったし、同様に、動かす第四の部位やそれ以降にも必要に応じてやらなければならなかった。

57.　とうとう私は発見した。複合した道筋で方向を与える練習に自分が慣れていき、新しい「その時最適な手段」が順序良く働き、様々に対応する機構で新しい使い方になるために、私の継続しなければならないことがわかった。それは、この道筋を自分で練習する際にかなりの時間を前段

階に置き続けることだった。実際の計画で動く寸前でうまく行くことを続けながら、新しい「その時最適な手段」を目的達成に利用していけば、発話するところまで続けられたし、それをしなければならなかった。

58. 私がたった今本文に記述した道筋（プロセス）は、ジョン＝デューイ教授が「思いながら行動する（*thinking in activity*）」と呼んだ好例である。これを忠実に運用してより良い結果を得ようとする人は誰でも、自分が習得中の学習は新しい経験を伴い、特に「思い方」と呼ばれるところでの体験が不可欠だと見つけるだろう。私が日々教えてきた経験から示されたことでもある。このワークで目的達成をするにあたり、まず我々は誰でもひとつの方向を投影することはできるが、それにしても、この行く方向を継続して与え続けながら第二の投影をし、同時に、この二つを継続してやりながら第三の投影をし、同時に継続して今の三つの方向を出しつづけて次の、というように、ずっと順を追って目的が達成されるまで連続して継続するやり方をしなければならない。*pons asinurum*「（ラテン語）複数のものが結合して同時に次々と起こらねばならないこと」として全ての生徒に生じることがここで証明され、そして、私の知る限りこれしかない。

（註　専門用語である「全部一緒にそして、ひとつずつ順々に生じる（All together, one after the other）」、これで表現したいのは、複雑な行動をするときにもこうやるという特別な考え方である。）

59. 時がやってきたと信じられるまで私は練習し続け、「その時最適な手段」を十分に長い時間やってから私は試みを始め、その成果をうまく働かせて話すという目的に使おうとした。しかしまたもや落胆したことに、失敗の方がずっと多く、成功はかなり少ないとわかった。核心部まで進もうとしてこうした企てをすればするほど、より複雑な状況がやってきた。自分としては確かに試みて、自分の習慣的な反応が起きないように抑制して、話すという刺激に取り組んでいたし、確かに新しく行く方向を与えて何度も何度もやってみたつもりだったが、哀れな実験結果だった。少なくともそのようにやるつもりで、そのようにやれているはずと思っていたから、その時に見える範囲で可能になってきてもよさそうなもの

だし、うまく働く新しい「その時最適な手段」によって結果を得ることができて、少なくともいくらかは確実にやれるだろうという自負があった。ところが、実験結果によれば、私はうまく行くより失敗する方がずっと多かったし、他にもっと確かなことがあるはずもなく、元に戻って自分の論理を再熟考してみるしかなかった。

60. 再熟考してみると、もう少しはっきりしてきたことがあった。私が失敗に落ちいったのには理由があり、それは、自分で予防できていなかったから、つまり、優勢である自分の誤った使い方を阻止できてなかったからだと。そのせいで、私の計画をうまく働かせながら新しい「その時最適な手段」を取り、その考えを基に結果を得て話すということができなかった。もう一つ見えたこと（それは最重要なこと）があった。せっかく準備的にしてきた全てのワークにも係わらず、直情的に行く方向とそれで引き起こされる私の習慣的な使い方との両方がまだ優勢、私が意識的に理知的に行こうとする方向よりずっと強力だったのだ。自分でそんなに自信があるのなら、ここで私の選んだ新しい方法は自分の目的に沿って正しく働くはずだが、しかしそうではないので、それなら自分で決意して自分で見つけなければならないのはどこかに必ず潜んでいる原因であるし、その原因が不満足な結果をもたらしていたはずだ。そんな状況において、もしかすると、自分に失敗が起きるのは何かの欠点が私個人にあることのせいではないかもしれないという考えと、もう一方に、私が個人的にダメなだけで、他の誰かで満足に「その時最適な手段」をうまくやれる人がいるかもしれないという考えとの間で疑問が出てきて揺れていた。私は周りをくまなく見渡して、どんな可能性でもそれが原因で失敗するようなことを捜し、かなり長期間にわたる調査をした後にひとつの結論を導いた。自分に必要なのは確実な証拠を見つけることであると。決定的瞬間にも私が計画通りに結果を得られるようにして話すために、自分が本当に行く方向を継続して投影しながら適切な順序でより満足のいく新しい使い方を用いているのか、つまり自分でやっていると思っている最中に本当にやれているのか、それとも、私は旧状に復して直情的な誤った方向へ行き自分の古い習慣的な使い方をしてそこで引

1 進化する*テクニック*

き起こされるあらゆる喉の問題を自分で作り出していたのか、どちらかの証拠が要った。注意深く実験をしていって発見したのは、自分で行く方向を与えて新しい使い方で順序だてて正当にやっている時点は自分で結果を得ようとして話そうとする直前までであって、しかし、その時に決定的瞬間が来て、持続して新しく行く方向を与え成功するようにと自分ではしているつもりでも、私は旧状に復していた。新しい方向どころか誤った方向へ行っており、それで引き起こされる私の古い誤った習慣的な使い方になっていた。これは確固とした証明になり、私は継続しておらず、新しく投影した方向へ行き新しい使い方になりそうやって話すという目的にはかなっておらず、自分でやっているつもりになっていただけで、しかし実際には、自分の反作用で話すという刺激に反応し、まだ直情的な反作用が全てにわたっており自分の習慣的な使い方に戻っていた。「感じる」ことあるいは思うことで自分が抑制して古い直情的な反作用をやらないつもりでもそれでは証拠にならず、自分が本当にそのようにやっているのかどうか定かではないと明らかになった。だから次に、何とかして現実的に「知ること」を、私は見つけなければならなかった。

61. 私は既に気がついていた。いろいろな機会に自分が失敗し続けている時には、直情的な誤った方向へ行くから引き起こされる自分の古い習慣的な使い方が常に主流になっており、私が理知的な方向へ行き新しい使い方をしようとする試みは負けていた。つまり、これがほとんど望ましい別の方法になっていかないところを徐々に自分で見ていった。その始まりから人類の成長と発達はたった一つの形式によって行く方向を決め自己の使い方をしてきただろうし、その方向はどんな経験になろうとも直情的な方向だったということになるから、その方向はある意味でヒトが生物種として相続してきたものと呼べるかもしれない。それならば不思議であろうか、私の場合にもこの引き継がれた直情的な方向があり、そっちへ行くことで引き起こされる古い習慣的な使い方が影響を及ぼし、だからそのせいで私のやってきたほとんどの努力が役立たずになって、つもりとしては、うまく働いて意識的で理知的な方向へ行き新しい使い方をもたらそうとしたのだが、それにしても、誤った自己の使い方をも

'The Use of the Self'

たらす直情的な方向が私の一部のようにあまりにも親しんだまとまりを持っているせいで、そのとき**感じがあまりにも正しく自然になってしまう**のであろう。うまく働くために意識的で理知的な方向へ行くともたらされる新しい使い方でやろうとしても、それ故に、種としての傾向を原因として自分の中で戦いが始まり、我々の誰でもが決定的瞬間には旧状に復して直情的な方向に行き当然慣れ親しんだ使い方で自分自身が正しいと感じるように動いてしまうと同時に、ヒトは生物種として未体験であるから意識的に望ましい方向を投影してそちらに行くことに全く不慣れであり、とりわけ意識的な方向へ、ひとつづつ順々に進むことに全く親しみが無い。

62. 読者の方々がご存知のように、私はずっと初めから気がついており、感じを頼りにした方向へ行き使い方を決めることを私はやるべきでないと知っていた。しかし、私が完全に悟っていたことは一度たりともなく、全ての影響まで辿っていたのではなかった。すなわち、新しい使い方の時にはあまりにも馴染みのない知覚体験が引き起こされ、それ故に、「感じ」としてはあまりにも不自然で誤っているはずだ。ところがそこで私も皆さんと同様、自分に深く沁み込んだ習慣で判断しており、ある使い方をした体験が「正しい」とする判断基準に、**感じを一切用いないで**しているのかどうか、その辺がほぼ必然的な障害となってうまく働く新しい使い方が邪魔されていた。どのようなものであろうと、新しい使い方の感じは違うに決っていて、古いものではないのは明らかだ。だから古い使い方が正しく感じるならば、新しい使い方は間違いと感じる方向へ進むだろう。ここに私が直面しなければならない事実があった。この数カ月間やってきた自分の計画では本来、うまく働くように新しい使い方を自己に用いれば全てが間違いと感じる方向へ進むことになったのだろうが、同時に正反対のことをやろうとしていて、何が正しい感じかということを指標にして私の感じに信頼をおいて自分がうまくいっているかどうかを計ろうとしていた。この意味するところで、ここまでやってきた私の努力を全て分析してみる。ある計画でうまく働くようにして、話しをする瞬間に理知的な方向に行く自己の使い方を用いるように試そ

68

としていたところが、この目標のために計画したつもりなのに、その時同時に、私が実際にやっていた動きがもたらしたのは自分の古い習慣的な使い方であり、それ故、私は旧状に復して、自分の直情的な誤った方向に行っていたことになる。この企ては役立たずと証明されたのだから小さな不思議だった。

63. こうして直面したところで、もし自分が成功して変化でき自分の望む使い方をやれたなら、私が従える方向は理知的な方向へ向かい、それによって使い方を決め新しい経験が起こるようにしなければならず、その経験で優勢になるのは理性的なもので、それは感じの代わりにならなければならず、とりわけ、決定的瞬間で与える方向に「しようとする」ことが混ざって結果にあわてて行こうとしやすく、自分の決意に邪魔が起き易いから注意が要ると見えた。私には準備ができていなければならず、どんな手順でも自分が理性で決めたことを最上として自分の目標におき続けなければならないから、その手順が**誤った感じ**を伴ったとしても続けなければならないことを意味する。別の言葉でいうと、私が信頼をもって自己の理知的な道筋を進めば、安全に自分の「結果」にたどり着くことになる。従って、信頼は正真正銘の信頼でなければならず、半信半疑ではダメなのは、そうなると確かめようとして**正しく感じる**ことが必要になるからである。何が何でも成功させなければならなかった重要な計画では、はっきりした証拠を手に入れて、自分の直情的な反作用が刺激に対して生じ結果にあわてて行こうとする行為が起きそうになるのを**抑制し続けながら**、同時進行で、自分が投影した順々に行く方向へ働きかけ続け新しい使い方が決定的瞬間にも優勢になり、そうやって結果に至るようにされなければならなかった。

64. これでもかというくらい多数の企てをやってこの問題を解決しようとし、様々な体験を得た。そうした経験で証明されたのはたいそう価値があり興味深いことにも見えたが、散々やってみた挙句の果てに、やっと私は次に述べる計画を取り入れることにした。

(註　以下の計画は単純な理論に過ぎないが、ほとんどの生徒が実践に困難を伴い、手強いことが判明した。)

'The Use of the Self'

65. 私が決意しワークしようとしていたほしい「結果・目標」、これはある文章を話すことなのだが、もしかして自分が話し始めようとする際にも、それ以前と同じやり方を続け、変わりなく進められたとしたらどうなるだろうかと。

（ⅰ）抑制する。刺激に対して、どんな即時の反応もしない。今回の刺激は文章を話すというものだ。

（ⅱ）投影する。順々に生じる方向へ行き、プライマリーコントロール（初めに起こる大事な調整能力）に向かう。プライマリーコントロールによって自分は理性的に導かれた最高の存在となり、そこへ目標がもたらされ、新しく改良された使い方で自分が話すというところに到着し、そして、

（ⅲ）継続して投影する。いろいろな方向へ行けるから、自分を信頼し自分を有効に（*au fait* 原文）**するところ**でやりつづけ、望ましい方向へ行きながら働いて目標へ向かい結果に至り、文章を話す。

66. この瞬間、特別な瞬間があり、自分にとってその時こそが旧状に復しそうになる、つまり自分が元に戻って誤った古い習慣的な使い方がすぐにでも出てきそうになるから、そこが常に重大であると判明した。決定的瞬間にこそ、自分に変化が必要であり、古い手順を変更するには、

（ⅳ）決定的瞬間に、**同時に、ずっと継続して投影し、行く方向へ進み新しい使い方へ向かう**ことをしながら自分をふと止めて、意識的に再熟考して自分の最初の決意を思いなおし、「やっぱり自分で続けましょうか、結果を得ると自分で決意をしたように、文章を話しますか。それとも、しないのでしょうか。それとも、他の結果を得られるように続けて、いろいろやって見ましょうか」と自分にお願いをしてみる。**すると、その時に新鮮な決意をしなおすことになる。**

（ⅴ）もしくは、当初の結果を得ようとはしない。この場合それは、**自分で継続し、行く方向は維持するように新しい使い方をやりながら、**続けて文章を話すことはやらない。

あるいは、

70

結果を変え、何か違うことにする。たとえば、文章を話すことの代わりに手を持ち上げることにすると、この場合それは、**自分で行く方向を維持し新しい使い方を継続しながら**、運びとして最終の決意では、手を持ち上げることにする。

　あるいは、

　続けて、最終的に初めの結果を得ることにしてみる。この場合それは**自分で行く方向を維持し新しい使い方を継続しながら**、文章を話すことにする。

67.　やがて見えてくることがある。この新しい計画の元で手順に変化をもたらそうとしても、決定的瞬間において少なくとも今まではそうなっていたから、続けて自分の結果にすぐに行こうとするならば、私はあまりにも頻繁に旧状に復し直情的な誤った方向に行ってしまい、当然、自分の誤った習慣的な使い方に戻ってしまうだろうということだ。理性的に考えてみると、もし仮に私が立ち止まったその瞬間、その時に、**投影を続けながら行く方向を続け新しい使い方になった**としたら、どの結果へ向かって新しい使い方を働かせるべきなのか新鮮に決意しなおすことになり、この手順によって私は優勢になり、自分の直情的な道筋で行く方向に勝る逆の経験がどんな経験に成るにせよ起きうるだろうということが、ここまでのところで学習されるに違いない。過去にはそこで、決った刺激によって結果にすぐ行こうとしていたから常に、おなじみの習慣的な行為になり、直情的に行く方向によって起きる害になる使い方がそこに含まれており、そうやって、私は習慣的に働き結果にあわてて行こうとしていた。さて、ここで新たな手順を用い、**理知的な方向へ行き続けている限り、その間にもたらされる新しい状況下で新しい使い方になっており、そうやって意識的に維持しながら**、望ましい結果を得るようにある刺激に対して決意を行動に移せば、新しい行動で調整ができ意識すればどんな結果に至るのも望むままに可能となり、古い習慣的な行動で調整されて惨めな結果ばかり得ていた範疇を超えられるだろう。

68.　**この手順は正反対である、我々が個人的に直情的な方向へ練習してきたどのような手順とも正反対であるし、それだけでなくもう一方、種とし**

71

ての人類が直情的な道筋で訓練してきた、継続的に全てを通して人類が
してきた進化上の経験とも正反対であると、私はあえて指摘しておこう。

69. この計画で進めていこうとした時に自分で、こうやって理知的にやれ
るのは経験を重んじて帰納的に進めたからとわかった。実際に決定をす
るにあたり数多くの場合において、自分の新しい状態を維持し望ましい
使い方にありながら、何らかの結果へ至るか、一つ元から決めていた結
果以外にするか、単に拒否して初めの結果を追わないか、そうやって練
習するうちに、最終的に、具体的な判断材料として捜しつづけていたも
のが私に得られた。それはすなわち、刺激に対して私の直情的な反応が
起こることを、元の結果を得ようとするところで抑制するだけではなく、
**抑制の維持、ずっと抑制をやりながら、同時に、私の行く方向が新しい
使い方になって現れるように投影し続けることも必要だった。**そうやっ
て私に得られた経験で、新しいやり方を続けて使えるようになってきた。
同時に続けて得られるほかの結果を利用したり、あるいは、元の結果を
得ることを拒否する方法などを手助けとして、新しい使い方を維持でき
るようになり、さまざまな機会に応用できた。決定的瞬間でも、自分の
決意を続けて行けるようになってきて、元々の結果である、文章を話す
ことに、とうとう安全に至ることができてきた。そうしてより深い証明
がなされ、私は徐々に障害を克服し、古い習慣による誤った使い方で話
す影響が出そうになるとどんなものでも阻止し、自分の元の決意であっ
た「文章を話す」というところに起きる余計な刺激を克服し、自分の意
識的で理知的な方向が最後には優勢になってきたから、理不尽な直情的
方向へ行くと引き起こされる不満足で習慣的な使い方が自分自身に及ぶ
ことが減っていった。

70. この計画でワークを続けてかなりの期間が過ぎた後になって、ようやく
私は解放された。自分の古い傾向で旧状に復し、誤った習慣的な使い方
によって朗誦することが消滅した。私の機能に注目すべき効果が及んだ
ので確信した。最後の最後になってやっと自分は正しい道を歩んでいた
と判明した。いったん例の傾向から解放されてしまうと、私は喉や発声

の諸問題からも解放されていたし、生まれつきと診断されていた呼吸
や鼻腔のつらさなどもきれいさっぱり無くなった。

'The Use of the Self'

［第1章解説］

　この第1章のまとめと解説は、横江大樹（DJ）による書き下ろしです。

　「自己の使い方」は4冊あるFM氏の著作のうちで最も重要とされており、「アレクサンダーテクニークを実際に学ぶ上で、バイブルにあたる」というベテラン教師も多い。その喩えを応用すると、第1章は「福音書」にあたるストーリーとなろう。

　マージョリー＝バーストーやジェニファー＝ミゼンコによる紹介文のように、ある視点をとるとワークのエッセンスは単純明快である。第1章にあるおよそ70段落のうち、段落64〜66の部分、このたった1ページちょっとに「テクニーク」の全てが内包されている。

　ところが別の視点をとると、著者FM氏が過ちを繰り返し苦しみながら、粘り強く何年もかかって、当該テクニークを導いていった経過説明が大半になっている。編集会議でいくつもの日本語翻訳を比較してみて、最終的に、日本語として読んだ際に意味がわかりやすい翻訳を載せたつもりだがそれでも、この章で難解さが増してしまうように見える理由をいくつか挙げる。

　前書きでもさらっと触れたが、まず、テキスト理解にあたり読者もFM氏と同様に、一旦は誤った考え方とあてにならない感覚的評価に引きずり込まれざるを得ないこと。テクニークでは考え方と動作の順番（order）・時間軸などが重要であるとされ、英語でそのような順番に従って記述された原文のはずだが、文法構造上日本語に翻訳するにあたりどうしても語順を変えたり表現手段の違いが含まれたりすること。お芝居のセリフのように、科学的というにはちょっと大げさすぎる言い方が目に付くこと。一つの文が非常に長く、英語を母語とする人でも読み辛いところがあることなどが挙げられる。こうして見直していても、特に、同一文中における挿入語句と、複数の文章間における前後の入れ替えとが、かなりの頻度で見受けられる。一言で言えばFM氏はイレコマニアのようだ。「イレコ（入れ子）」というのは本田勝一氏の著した「日本語の作文技術」にくわしく説明がある。文の並びにおいて時間軸が行ったり来たりするとか、主語と述語が離れていてその間に別の主

1 進化するテクニーク

述関係がある文だ。催眠効果を狙って著者がわざとすることもあるらしいが、論文としての理解度は下がる。FM 氏はたぶん同時進行でいっぺんにたくさんのことを言いたいのだろうか。

FM 氏の文体成立に関する説明になるのかどうか、一つの仮説を紹介する。

心身統合体ということは、心身において、思い方と使い方に因果関係があると考えられる。FM 氏の場合で、残された写真や動画から判断すると、左目が利き目で、たぶん手は右利きだと判断できる。本書で方向を見つけたと、前後と上下の方向を指示しているが、左右については何も言及していない。気がついていないのか。彼の写真をみると、顔はたいてい少し右へ向き、頭は左へ傾いている。

動物行動学者や生物学者・人類学者らによると、狩猟採取生活を経てきた人類進化の歴史上、多くの人が目も手も右利きになったようだ。右手と右目を優勢にして使うほうが、外界への様々な危険に対して行動する際に、より安全で得をするからだ。特に男性脳でそのように発達する訓練が成されてきた。弓矢や槍で標的を狙いやすいからだともいわれているし、単に手と目だけでなく臓器のあり方を考慮すれば、守るにも有効に見える。心臓や肝臓の位置、左脳と右脳の働きの違いなどから生じた「使い方」の好例であり、この差は男女の性器の差と同様に重要であろうし、突き詰めれば種の存続にまで関わるだろう。その観点では、人間は必ずしも左右対称ではない。そこで、利き目と利き手の差による思考への影響という研究がある。利き手と利き目が左右逆の人、つまり利き手は右で利き目は左、あるいはその逆の人、そうした人は左右あるいは右も左もわからなくなったり、たいへんそうで、文字通り物の見方や考え方に影響したりするという研究に、解説者は教師経験を通して同意する。心臓が右側にある人もあるそうだから、その場合利き手と利き目はどうなると得なのか、ここまでいくと一般論ではなく個別の調査が必要だろう。

現在の我々は、ちなみにイレコの例として、この場合は無意識ではなく、日本語ではあるが、意識的に文体を FM 氏に倣って、そんな研究結果まで含めて自己観察と実験をしていけば、いわゆるアジア地域全般でも、ずっと効率よくずっと向こうまで発展でき、左利きは目も手も左利きになるほうが

便利であり、そうなると逆も真なりで、箸と鉛筆で練習するから、日本では、左利きの割合が西洋より少ないこともあり、右利きが多いことは周知の事実である。それに加えて、ところどころシェイクスピアのセリフのような大げさな表現が絡まなければどうしてもただではすまされないし、いやはやそれにしても、誰もが頭を傾げなくてはいけないのではないかという疑問さえ、要するに拭い去って実験に没頭するところまで行かない限りは、成果も上がらず、そこで実にたいへんな創作上の困難を伴っていたと、今から他人が思い起こせばそう言えなくも無いが、そうした感じはあてにならないと FM 氏以外にいったい他の誰が気づいていたといえるのだろうか……・。

　さて原著には無いが、翻訳版第 1 章に限りアフォリズムのように、文中の段落に番号をつけた。段落番号に従ってこの第 1 章解説をすることが可能になったし、アレクサンダーテクニーク教師養成コースにおける教科書として使用される場合などでわかりやすい。各段落に逐一対応する形式でやった。

　以下、楽に大意が取れるように文章の編集をして、文の前後を並び替えたり、重複を減らしたり、修飾語を減量してみた。ところどころに挿入した「解説」とあるところは翻訳者の書き下ろし文であり、必然的に個人の見解が含まれる。それは数ある見解のうちのひとつにすぎない。初心者の皆さんには、先輩らしき人からの気軽な参考意見くらいに思ってほしい。

冒頭の引用

　ノブムオルガヌム（ラテン語）→ニューオーガニズム（英語）→新しい有機体（日本語）。これを著したフランシス＝ベーコン氏は 16 ～ 17 世紀の英国を代表する哲学者で帰納法を提唱したとして知られる。一説によるとシェイクスピアと同一人物だったのではないかとされているなど、実際の活動は多岐に渡る今風に言えばマルチ人間で、政治家としても中央政府にかなりの期間にわたり携わっていたらしい。政治闘争による命の危険から逃げ、隠居することにした晩年に著述されたといわれる原文であるが、原案はすでに彼の 20 代前半から暖めていたようだ。林氏による岩波版で、「新機関」となっている書名に関して、その方が良い場合もあるだろうがしかし、本書「自己の使い方」の引用としては、上記のように、新しい有機体、と訳した方が

しっくり来るのではなかろうか。

アフォリズムというのは格言・金言といわれるもので、短い文にまとめられ一段落中に含蓄のある情報が集約されている代わりに、前後の繋がりは弱く、連続した段落でも接続詞としての・しかし・だから・それ故、というような類のものはあまり本来の意味を成さないらしい。まずここに116番が引用され、「そこでまず」といわれても、前段の115番に何か対応する特別なことはない。それから、昔の英語では1人称を（we）で表したようで、文中の「我々」というのは、私という意味と思われ、ちなみにFM氏の原本 Use of the Self に載っている英文では、該当箇所がI（私）となっている。

となると、ここでベーコンが著したいのは、新しい有機体であり、そのために新しい理論を打ち立て（演繹的に）諸現象を当てはめることよりもむしろ、諸現象そのものからから学んでいくと今までの理論で言われていたことが覆される場合も数多くあり、そうやって真理を追究する態度を帰納法というが、私（ベーコン）はそちらを提唱したいという意味であろう。すると理解はずいぶん深まり、帰納的に得られたFM氏の発見を利用して、新しい有機体としての人類が進化するテクニークを導けるという象徴になろう。

1. FM氏は生涯に4冊の著作と講演集1冊がある。それから、各書で幾つかの版による内容の違いもある。順番に、「Man's Supreme Inheritance、人類の最高遺産、初版1910年」、「Constructive Conscious Control of the Individual、建設的に意識を用いて自己調整する、初版1923年」、3冊目にあたる本書の初版1931年、「The Universal Constant of Living、いつでもおだやかに暮らすには、初版1941年」となる。2010年時点ではまだ、他の著作日本語訳はまだない。本章「進化するテクニーク」では、とりわけ重要な「その時最適な手段（means whereby）」を見つけていく過程が述べられる。その基礎は、心身統合体として「心身」は分離できないという事実に立脚する。重要だから単純化して別の言葉で言うと、「精神」と「肉体」は同じ人間を表わしている。

2. とはいうものの当初は、FM氏も心埋的問題と肉体的問題が、別のものだと考えていたし、そうやって無自覚に行動していた。しかし、それではつ

じつまが合わなくなると発見した。FM氏自身が自己の使い方において継続した実験でも、何十年も付き合ってきた生徒さんでも、心身統合体（こころとからだはひとつの全体）として学ぶとうまくいく事実に出会い、考えを変えないといけなくなった。

3. 前著作の読者諸氏から手紙が来て、心身統合体という考えには同意できても、実践が困難だとあった。確かに使い方を改善するには特別な練習が要る。天才創始者FM氏でさえ困難だった。

> （註　Useという言葉を定義している。日本語で「使い方」とか「使う」とか、その文脈にあわせて選んでいる。使い方とは有機体全般で生じていることを指している。例えば話していても、腕でジェスチャーをしたり、足で自分の体重を支えていたりするし、呼吸もすれば肺や心臓や血液も動く。こうした全体を、ある「使い方」と呼ぶ。それは特定の部位にも全体にも見受けられる。）

教師と繰り返しレッスンを続けていってやっと、生徒は普段の暮らしで「その時最適な手段」を自分ひとりでも実践できるようになるだろう。その中身を、本書で初めて全くの第一歩からFM氏の個人史に関連づけて紹介しようとしている。そうやって訓練すれば、最終的には、FM氏にやれたように皆さんにもできるはずだ。

i) いわゆる「精神的」なことと「肉体的」なことは表裏一体な、同一の実在である。

ii) だから、人間の病気や不具合を「精神」病とか、「肉体」病と分類することは不可能である。改善に向けて、「予防」するワークが重要である。初めから丹念に邪魔なものを取り除く作業をしていけば、欠点や過ちや病気は消滅する方向へ行く。原因がなくなれば結果は生じない。人間有機体に先天的に備わった能力が発揮できれば、安全に確実にうまくいく、という内容だ。

> （註　「予防（prevention）」という用語について。用語「予防」と「治療」というのは相対的な意味しか持たない。「予防的」に進める場合を述べると、全ての好ましくない企てを予防する、つまり、間違った使い方や機能が、全般的な手段として有機体で用いられる前に防ぐ。原因をなくす。結果として起きる欠陥や狂いや病気が生じないようになる。症状がなくなれば「治療」されたのと同じである。）

4. 現在の生物学を用いて考える。毎日の暮らしで、神経が機能して、それに影響されて筋肉が動いたり、心が働いたりする。逆に、筋肉が動くときに

神経が一切関与しないとか、心だけ働き神経の動きが全く見られないとかいうことは、生体では生じ得ない。脳や脊髄、中枢神経・末梢神経など神経は、我々の肉体に存在する器官・臓器の一部であり、我々の心で生じる現象の大部分をつかさどっている。そこを観察すれば十分に、「肉体」と「精神」は同じ有機体の表れであるといえる。

　FM氏は現場でたたき上げた人であり、大学などの高等教育は一切受けていない。いわゆる理科などの学問を修めた人ではないから、科学用語を羅列するような説明が彼には全くないし、論文の書き方を学んだこともない。ここから、そんな彼が自分史と個人的体験を発表する。自分に起きた出来事をありのまま彼の文体で伝え、それを通して作業を追跡すれば、誰でも自己の使い方をより良く学べる可能性があるとしている。

5. FM氏は豪州タスマニア開拓農民の子として、19世紀半ばに生まれた。お母様は助産婦で、夜中に急患があると裸馬に飛び乗って、お産へ駆けつけた。電気もガスも水道もない大自然の中、空には南十字星がかがやいていた。幼少時代から多感な子で、FM氏は小学校がいやになり行かなくなった。そのときの教師は彼の才能を見抜き、読み書きを教えるのにシェイクスピアを利用して個人教授を続け、FM氏はそうやって文字を習った。早熟なFM氏は、10代半ばで既に、シドニーやメルボルンで活躍していた。朗誦というのは、お芝居や軽い小話などを読み聞かせることだ。芝居をする人間の頭数が足りなかったこともあり、当時の当地で朗誦は大流行だった。

6. デビューしてから数年間はうまく行っていた。ところが、喉と声帯の辺りに問題が起きはじめた。それほど長くかからないうちに役者仲間からも指摘されるほどひどくなった。彼が朗誦する時に息継ぎが外から聞こえ、周りの人らが言うには「あえぐ」ように、口で「息を吸い込む」ことをしていた。（現在でもその癖は非常に一般的なもので、アナウンサー・俳優や歌手などによく認められる。）彼はアドバイスを求めて、医師やボイストレーナーにかかった。ところが専門家の全力を尽くした治療とは、のどスプレーと錠剤だった。治療を続けてはいたものの、効果はどんどん減少し、朗誦時のあえぎ声と口で息を吸い込むやり方がずっとひどくなり、喉のかすれが短時間で発生するようになった。数年の内には、舞台で全くの失声に至ることもあっ

た。彼の人生全部にわたって不健康になった。とりわけ大きな舞台の契約が示された頃になると段階が進み、自分の声があてにならないものだから、この契約を引き受けることがためらわれるほどになっていた。それ以前の治療が失敗していたにもかかわらず、他に思いつかず、もう一度だけ医者に診てもらった。新たに喉の診察を受けた。次の舞台までの二週間ずっと、朗誦をせずに声の使用を慎み最小限にするという処方に従うならば、声はその頃までには正常化されるであろうと、こんどの医師は約束した。

7. 医師の指示に従った。数日すると、うまく行きそうな気がしてきた。というのも、声をなるべく使わないでいたら、だんだんとかすれが減っていくのがわかったからだ。さて、とうとう劇場で朗誦する夜がやってきた。初める前はまったくかすれから解放されていた。ところが出し物の半分も行かないうちに、再び、最悪の疲労状態になり、舞台の終わりにはかすれがあまりにひどくなったために、普通に話すことさえままならなくなった。

8. 彼の落胆は言葉で表現できる領域をはるかに超えていた。

9. FM氏は次の日に医師を訪れ、出来事について語った。医師は「我々は治療を続けなければならないでしょう」と言った。FM氏は、「それはできない注文だ」と言い、理由として、医師の指示に忠実に従って自分の声を使わないようにし、人前にも出ずに治療を続けた、それなのにたったの一時間もしないうちに以前の状態である声のかすれが戻ったと、自分の声をまた使い出してすぐに再びそうなった朗誦の夜に起きた出来事をあげつらった。「結論としては、何か私が自分でやっていたことがあり、あの晩に私が声を使うときに、何かが原因となって問題を生じたのではありませんか」とFM氏は医師に尋ねた。医師はしばらく考え込んでから、きっとそうだと言った。ところがその問題が何かについては、医師は知らない、見当もつかないと言った。もしそうならば、「私は自ら試して、自分自身で見つけなければならない」とFM氏は決意した。

（＊解説）役者のFM氏が自分の見解を医師が認めたことにして話の筋を進めようとしたのではないかと見える。特に現在日本の医師がこのような問題について患者の意見をしっかり聞き、医師が自分にわからないことがあると

認めるのは、皆無に近いだろう。

10. ひとりで調査をしようとした当初に、二つの事実はわかっていた。まず、朗誦をすると喉がかすれた状態になるということ、もう一方に、日常会話の範囲に制限していればかすれの消えていく傾向があったことだ。そこで、この二つの事実の中で何がどのように生じて、支障をきたすのか熟考し、二つの間にある差異が何かを知れば、喉のかすれを取り除く手がかりになるかもしれないと思った。

11. そう結論付けてから、鏡を用意して自己観察をすることにした。普通に話をする時と、朗誦するときとの両方で比較した。

12. まず、普通に話すときに、鏡の前に立ってじっくり自分を観察した。繰り返し何度も動作をしたが、このときに、誤ったり不自然だったりしたところが何も見受けられなかった。次に、朗誦している自分を注意深く鏡の中に観察した。するとすぐに、普通に話しているときにはやっていなかった複数の事柄に気が付いた。とりわけ衝撃を受けたことが三つあった。さあやるぞと朗誦に取り掛かろうとするとすぐに、頭を後ろに下に引きこむこと、喉頭を押し下げてつぶすこと、口から音がするほど息を吸い込むこと、こうしたことが見えた。

13. 朗誦時にこうした傾向があると確信してからもう一度、普通に話すときに観察しなおした。すると、この回の実験ではただ度合いが少ないだけで、全く同じ傾向を日常会話でも同じようにやっていると観察できた。この傾向がとても小さなものだったために、当初には気付きもしなかった。

> （註　自分で自分の邪魔をするような誤ったやり方で使う（use）ところを、日常会話の最中に見ることができるには、かなりの観察力が養われていないとムリだ。普通には誰も気付いてさえいない。）

　日常会話の時と、朗誦をしている時の差異が明らかに存在した。それで勇気付けられ、実験を継続することにした。

14. 朗誦をしている自分を、鏡に映して観察し続けた。例の三つの傾向がとりわけ著しくなる箇所を発見した。セリフに従って、声色を変えないといけないところだった。朗誦する際に自分で自分にしていることが原因になって喉の問題が起きる、という仮説は筋が通るとわかった。それにその線をたど

ると、日常会話においても気付かないうちにやっている自分で自分にしていることが害になっており、さらに、朗誦時にこれが増し、特に、セリフ回しに特別の要求がある箇所で、結果としてますますひどくなり、喉のかすれに至ったのだと見えた。

15. 頭を後ろに下に引きこむこと・喉頭を押し下げてつぶすこと・口から音がするほど息を吸い込むこと、これらが現実的に生じると喉が過労になり、失声に至る。そうだとするならば、この過労の中身は誤った使い方であると確信でき、問題の根っこを捕まえたと思った。自分の喉がかすれる原因は、特定のやり方で自分が使っている身体器官に存在するのだから、この器官で誤った使い方を変える以外に、問題を解消することは不可能だとわかった。誤った使い方が起きないように、自分で予防をすることが必要だと。

16. しかしながら、この発見を利用しようとしたとたん途方にくれた。一体どこから手をつけたら良いものやら。口で息を吸うことが原因で、頭を引き下げて後ろにやり喉頭を押し下げてつぶすことが起こるのか。それとも、頭を引き下げて後ろにやることが原因で、喉頭を押し下げてつぶし口から息を吸い込むことが起こるのか。あるいは、喉頭を押し下げてつぶすことが原因で、頭を引き下げて後ろにやり口から息を吸い込むことが起こるのか……。

17. 迷路にはまった。とにかく毎日何時間も辛抱強く、鏡の前で実験を続けた。数カ月もすると、わかったことがあった。まず朗誦の時にやめられない事柄がわかった。直接に、口から息を吸うことや喉頭を押し下げてつぶすことを無くそうとしても、無駄だった。しかし一方で、予防する手段としていくらか、頭を引き下げて後ろにやるところでうまくすれば、やめられるとわかった。頭を引き下げて後ろにやる動作をうまく予防して、これをやらないでいられれば後のことは間接的に歯止めが利くようで、喉頭を押し下げてつぶすのと口から息を吸い込むのが減った。とてつもなく重要な発見に導かれたと後になってわかった。すなわち、**ここに始まり後に導かれることになる一連の深遠な発見、これは非常に重要な発見であるからどれほど強調しても良い。人間有機体の全機構において見うけられるプライマリーコントロール（初めに起こる大事な調整能力）に、気付くきっかけとなった。これは、調査を継続し観察に基づいて、初めて判明した事実関係である。それが明白になっていったとても重要な段階**

をここに記述している。

18. より詳しい実験結果も記述する。誤った使い方を予防し、こうした身体器官（部位）でやっている余計なことが減少すると同時に、声のかすれは減少し、朗誦しても平気になってきた。そのうえ、自分の喉を医学的に検査してもらったところ、明らかな改善が認められ、喉頭や発声器官が良くなっていた。

19. このような変化が生じたのは、**使い方**（*use*）が変わったおかげだ。予防的に三つの有害な傾向を減らせたからだった。自分でやっている有害傾向を自分で突き止め、それをやめたら、**機能**が良くなり、発声も呼吸も良くなった。

20. **使い方と機能に密接な因果関係が存在していると、やっとこの時点でわかった。調査によってもたらされた第二の重要な段階である。**

21. ここまでの経験でわかったことは以下の通り。

i）知らないうちに例の傾向をやっていた。自分で自分の頭を後ろに引き下げていた。それが原因になって、自分の喉の問題をひきおこしていた。

ii）問題軽減が多少なりともやれるようになってきた。単純に、頭を後ろへやらない、そう自分で予防して可能になった。頭とクビの関係において余計なことをやらないように予防できれば、間接的に、喉頭を押し下げたり口から息を飲み込んだりせずにすんだ。

22. この時点で、自分の頭を絶対に前にやっていると思った。頭が前に動いていくことが影響して機能の仕方が変わった。発声器官と呼吸機構がより深部から正しい方向に進み、その結果、困った例の傾向は消滅する方へ向かい、全体として喉のかすれがなくなったと思った。だから、自分の頭を常に前へ、実際に自分が正しいと感じるよりもっとずっと前方向へやるようにしてみた。

23. しかしながら、ある地点を越えてしまうと、頭を動かして前にやっても引き下げてしまうとわかった。それでは、頭を後ろへ下へやっていた時と同じようにかすれ声になった。どちらの動作にせよ、同じように喉頭を押し下げてつぶしてしまい、それが影響して喉に問題が生じた。しかしもし、自分の声を回復に向けて行きたいのならば、喉にこの押し下げが起きるのを阻止しなければならないと確信していた。

'The Use of the Self'

24. 言葉で言い尽くせないくらいありとあらゆる実験を長期間にわたり継続した。こうした実験を散々繰り返した後、気がついた結果があった。頭と首の動きが原因となって喉頭が押しつぶされるような結果になる使い方をする時は、いつでも、胸部を持ち上げ身長を短くしていた。

（註 「身長が長くなる」とか「身長が短くなる」という言いまわしをする。身長が長いままで（もしくは、短くして）動作するともいう。）

25. 振り返ってみると、明らかな調査の分岐点にさしかかっていた。

26. 当初FM氏の発声器官に問題があったから、その部位に限って機能の仕方を見ていた。ところが実験を続けていったら、実際の影響は全身にまで及んでいるという結果が提出された。言い換えると、胴体全部にわたる使い方に影響が生じており、頭を後ろに下に引き下げるところに限定されてはいなかった。ということは、誤った使い方を頭と首で予防してもそれだけではダメであり、同時に、他の部位での予防も含めて自分がなんとかしないといけないと気付いた。誤った使い方によって身長が短くなるようなやり方を、全身で全面的に阻止しなければならなかった。

27. また長期にわたって実験を続けた。身長が短くなるのを予防する、もしくは、実際に身長を長くする、そうした試みをたくさんやってみたが、いずれも全てダメだった。それがある時、交互にこのふたつの実験を行ったり来たりしていたら、偶然一瞬見つけた。喉頭と発声器官が一番良い状態になり、声のかすれが最小の傾向になるときに関連して、身長が伸びていくところを観察した。ところがまたもや困ったことに、自分から実践しようとすると、自分で自分を短くしてしまうことの方が断然多く、身長が長くなる動きはほとんどなかった。なんとか理由がつかないものかとずっと捜した。とにかく実験を続けていたら、身長が長くなるためのやり方がついにわかった。長くなるために、**やらなければならないのは自分の頭を前に行くので上に行くようにすることであった。**

28. **ここまでとこれから示すように、ここで証明されようとしているのはプライマリーコントロール（初めに起こる大事な調整能力）である。自分を使うときに自分全部の動作において働いている。**

29. しかしながら、**朗誦しながらやろうとすればするほど、身長が短くなる**

と気がついた。自分の頭を前に行くので上に行くように試みるつもりが、か
えって自分の古い傾向が出て胸を持ち上げることが増え、同時に、脊椎を反
らせてしまい、「背中が狭く」なった。これでは逆の効果になったと見えた。
そうなると、矛盾するような結論になる。身長がずっと長いままでいられる
ような「感じ」で、頭を前に上に持ち上げようとしても、ダメになるにもか
かわらず、実際に自分の頭が前に行くので上に行くようなやり方をやらなけ
ればならなかった。胸の持ち上げを自分で予防して、余計なことをやらない
まま同時進行で、背中が広くなるような結果に行かなければならなかった。

30. ここまで来たところで熟考し、この時点での彼の結論がでた。発声ワー
クにおいて、身長が短くなるやり方を予防しながら、つまり、古い癖で頭を
引き下げて後ろに下にやることと胸を持ち上げること、これを減らすように
しながら、頭を前に上に行くように動かす試みをうまく混成させてやり、身
長が長くなり背中を広くしようというやり方だった。「予防」と「しようと
する（Doing）」ことを混在させ、一対の動作としてやろうとした初めての試
みだった。このやり方でできるに決っていると、疑いさえしなかった。既に
ときおり、頭を動かして前にいくので上に行くようにし、広くなった背中に
なれるやり方ができることもあった。しかしそれにもかかわらず、自分で**そ
れを持続したまま話すことも朗誦することもできないありさまが、鏡に映し
だされていた。**

31. ということは、自分でやっているつもりのことが、実はそうはやれて
いないのではないかと疑うしかなくなった。それで鏡を増やして三面鏡にし、
両横からも中央からも見られるようにした。自分の頭を前に上に行くように
するために考えたやり方があった。短くなるのを予防し、**同時に長いままで
いながら、話すことを混成してやろうとした。**しかしその時に見つかったの
は決定的瞬間において、自分の頭が後ろへ下へ動くところだった。

32. **以前にも鏡を見ていたが、引き出せた実験結果は価値の無いようなこ
とばかりだった。**こうした過去があったのに、今回の実験でまた鏡に頼るこ
とにした。知覚の変化があるに違いないから、動いた感じではあてにならず、
**実際に目で確かめないとどうなっているかがわからない。だから、鏡を利用
する以外に思いつかなかった。**

33. そうして観察したら、自分で望ましいと思ったような身体動作はなんでも実行できるはずだという考えが単なる思い込みだと、ひとつ悟った。彼は実に苦しみ妄想の中に居たのだが、それは実際には世界中の誰にでも起きている。習慣的であるがゆえに慣れ親しんだ知覚体験でやる動作を「やるつもり」ならば、簡単にできるだろう。従って同じつもりで、今度は習慣と逆のことをやろうとしているのに、簡単に成功すると思っていたら、大間違いだ。不慣れな知覚体験になる動作まで、「やるつもり」なら簡単に成功すると思っているのは、妄想というしかない。そのような動作をするのが自分に不可能だとわかった時に、きっとFM氏個人の特異体質なのかと思った。しかしながら長年にわたる人間観察と教師の経験から、ほとんどの人が似たような状況において、全く同じパターンを引き起こすと判明した。

（＊解説）短く言い直す。習慣的な動作は簡単にできる。一方で習慣的でないこと、つまり不慣れな動作は難しいということだ。やれていないのにやれていると思い込みやすいし、やれたとしても不慣れな動作をうまくやるのは並大抵の難しさではない。自分がやれている感じの動作を、鏡に写して観察したら、全然やれていないどころか、起きてほしい動作と正反対のことをやっていた。

34. 「そう気がついたときに私はこころが乱れてしまった」
もう一度ふりだしに戻りこの時点での結論を見直した。喉の問題を起こしている原因がある。その原因は声を使うときに自分で自分にやっていることで、それが見つかった。この時点までに、原因となる動きと、その代わりに自分がするべき動きの両方が発見されていた。もしかしたらそれで自分の発声器官が適正に機能するであろう、という考えが生まれ、それを実行してみた。しかし、そのやり方では完敗した。だとしたら、次に進む一歩は別の作業を見つけ出すことだ。それにはまず、どこで「動かす」やり方が誤ってしまったか、それを探らねばならなかった。

（＊解説）たぶんこの時点のFM氏は多くの人と同様、考えと感じの境目が

あいまいだった。「考え」抜いたつもりで、実際は「感じ」で進めていたのだろう。

35. 実験を何カ月も続けた。体験を通して見えてきたものは、少しあった。自分が長いままでいながら朗誦しようとするならば、部分での予防と同時に、全身に及ぶ行為全体の予防が必要であった。有機体全体で上手な使い方にならなければいけないから、声以外に、立つ・歩く・腕や手を使ってジェスチャーする・役柄を解釈するといったことまでも全てが関与するとわかった。

36. 鏡を通して観察し、示されたことを述べる。立って朗誦するときに、自分の使い方は様々な部位まで特定の誤ったやり方になっていた。誤った使い方は、頭と首・喉頭・発声器官・呼吸器等で同時に起きていたし、有機体全体を通して過度の筋肉緊張が生じており、とりわけ、脚・足・つま先での使い方にも現れていた。つま先がずっと収縮して指が下方向へ曲げられており、そのせいで足の裏を曲げすぎることになり、自分の体重は本来のところからずれ、投げ出されたように足の裏の外側ばかりにかかり、平衡が干渉されていた。

37. 以上の発見をしたら、以前に他の教師から習った別の「テクニック」を思いだした。某有名劇団で高い授業料を払って必死に習ったやり方だった。たしか演劇的表現と役柄の解釈という内容だった。その有名教師は、FM 氏のやり方が気にいらなかったようで、立ち方や歩き方を何度も注意し、「床をつかむように足の裏を使いなさい」と指導した。言われたようにやれば全てがうまく行くに違いないと信じて、がんばって練習した。だから、その時の FM 氏は先生が満足するようなやり方で立っていると信じられた。なぜなら、有名教師がやって見せたように、自分も「床をつかむように足の裏を使って」いたからだ。

38. **誤ったやり方で何かをやっているのを訂正するために、何をするのかを教えてもらえば、うまくできるのがあたりまえで、自分がうまくやれているなら全部うまく行っているように感じる、という信念が我々にある。しかしながら、FM 氏の経験室を通して示されたことをふまえると、この信念は妄想にすぎない。**

'The Use of the Self'

39. 自己の使い方を今まで以上に細かく見て、脚・足・つま先で何をしているか、やっと詳細に気がついた。昔の先生から必要と言われて改良しようとした立ち方のままで朗誦しようとしていた。ひどく害になる全般的な影響が有機体全体に発見できた。あし全体に異常な度合いで筋肉を緊張させる動きがあり、それが影響して喉の問題に絡んでいた。どこかひとつの部位が誤ったやり方のままで自分を使うと、そこから引き起こされた動きで、全体としても肉体系＝精神系の機構に誤った使い方が生じる。これが「習慣的な使い方」で自分を使うということの、実質的内容である。この使い方を習慣的にどんな動作においてもやっていた。

（＊解説）様々なテクニークの教師は、異常性格でもない限り、生徒を助けたいとどこかで思っているだろう。だから動機自体は健全かもしれない。では、何が問題で不健全になるのか。その原因はどこにあるのか。そうやってそのテクニークを見直すなら、実際に生徒全体の心身ともに役立っているのか、あるいは、部分ではよさそうでも生徒全体で心身のバランスが壊れてしまうのかという、全体の結果から正確に遡って追いかけなくてはいけないだろう。実例を挙げる。とても美人なのに左あごのところに痣（あざ）ができるほどバイオリンを押し付けて毎日休まず弾き続けるように個人教授でも音大でも教えられ自分もそのように教え何十年にもなり、実も心もぼろぼろになったミュージシャン。ダンスとは激痛を耐えることと先生も「みんな」も言うそうで、足首も肩も脊椎も捻じれてしまい、とうとう動けなくなったバレリーナ・バレエ教師。肩こりを治すつもりで部分に限定した治療を続けるうちに一定ラインを超え、それからはやればやるほどますますひどくなった理学療法士本人とクライエント。学校に行かない児童・生徒に「登校拒否症候群」という病名をつけ、処方箋どおり大量の精神安定剤投与を継続したカウンセラーや医師諸君。数年後、精神的不安定がなくなったという検査の結果が出て、「問題がなくなった」といわれても、その状態は、その子にとって、勉強も運動も食事も何をするのもはかどらず一日中ぼうっと過ごしており、時間になると投薬されるだけなのだが、果たしてこれが本当の完治と言えるのかどうか。他にも枚挙に暇がないだけでなく、この瞬間にも、こうし

第 1 章　進化するテクニック

た「正しいテクニック」が拡大再生産されている。

摩擦を避けるだけなら読者の皆さんに内緒にしておいたほうが良いだろう。けれども、観察と実体験に基づくデータを利用して差異を導き出し、帰納的に改善に向かうのがFM氏による発見の基礎であるし、皆さんにも有益だろうから紹介している。

　解説者がまだ生徒だった頃に、よりによってアレクサンダー教師からひどい歩き方を刷り込まれそうになった経験がある。英語圏で主流なのか、マニュアルがあるのか真の理由はわからないがしかし、手を大きく振り、歩幅を大きく両足の横幅は少なくし、あし全体がまっすぐに見えるやり方を複数の教師が教えており、それをやると、体重移動の際に毎回腰椎を捻り、つま先に体重がかかり、脚部の筋肉緊張が増えるということは全身で緊張が増える、そんな動きになる。そうやるように指示されながら、頭とクビはラクに……なんて教師から手を添えられても困ってしまい、「これでは長距離は歩けません。ひとつのスタイリッシュな歩き方としてファッションショーになら使えても、実際には非効率的ではありませんか?」と、尊敬を持って、自分ではかなり丁寧に質問した。すると教師連中は激怒なされるか、こちらがバカにされるか無視されるかのどれかになった。私のような登山家や、養蜂家・盲導犬飼育係りのような長距離をコンスタントに歩く経験をする人にはおかしいとわかる。感覚的評価ではない。生徒であっても、実体験に基づく情報がいくらかはある(帰納的)。床にあぐらをかくことも正座もしない、草抜きなどのしゃがんでする仕事も、山道で25Kg担いで1日に20Km歩くのを数週間継続するという経験もしたことがない、そんな人が、長く教えているという理由だけで人間有機体の理解が全てにおいてより深いと、すなわち、アレクサンダーテクニックを全て深く理解しているとどうして言えるのか。自分が正しいと信じているだけで、生徒にひどい刷り込みをするような「モンキー」や、歩き方や立ち方を教えている世界中のろくでなしAT教師も私も、この段落を何度も読み直したほうがよさそうだ。しばらく私はアレクサンダーテクニック自体を疑ってしまったが、別のベテランAT教師から教えてもらう機会があり訂正できたし、ほっとした。その方向にはあしもあり、改善できた。

Feet on the ground.

立つ時や歩く時にくるぶしから下は、地面の方に行くように人間は設計されている。特にかかとが重要である。重力を三点で支持するために、かかとと母指球と小指の付け根で均整の取れた美しい三角形ができる。

演繹的手法では、正しい理論に基づいて正しい手法を教えるというやり方になる。一方に帰納的手法があり、これは当然毎回、試行錯誤になる。原理を用いてスムースに演繹的にワークを進めていても、毎回現場で起きることには小さな差異があるだろう。この差異から帰納的に学んでいく態度を常にどこかで持っていて、生徒と教師と一緒に実験を通して練習を進めていけば、どこまでもテクニークは洗練される。そうすれば学びに終わりがなく、いつまでも改善が進むような理想的なレッスンになる。

40. その影響を考慮すると、誤った使い方には大変強力な拘束力がある。とりわけ特訓して助長し、懸命に**培った習慣**的な使い方は、いったん働き始めるとほとんど逆らいがたい刺激となる。この影響のせいで、FM 氏は足元から引きずり込まれ、立位で朗誦しようとするとすぐに、頭を後ろに引き下げていた。自分の欲求とは正反対になる方向へ行っていた。これまで朗誦するときに使い方を改良しようと散々努力したあげく、手に入れた証拠からたった一つわかった。そのやり方は全て見当違いだったという証明だった。

41. せっかく新しいやり方を知ってそれを練習しようとしても、たいへんな訓練がいる。部分で変わろうとしても、全身のどこかでまだ以前のやり方が残っていると、以前の習慣からの刺激が強く、結局はすぐに全部が元に戻ってしまう。

42. 朗誦するという目的に向かって、特別な刺激を働かせて、新しい使い方で頭と首を動かすのはまだ不慣れであり貧弱であった。比較として、足の裏や脚では習慣的な使い方になっていた。がんばって培って練習を積んでそのように朗誦してきたから当然、慣れ親しんだ動作が強力だった。そのせいでやろうとするとあっという間に、全体で誤った使い方に戻った。

43. 不満足から満足した状態へ移り、使い方が変わり機能が変わるところへ行きたいのだが、相当な困難だった。FM 氏が生徒に教えることを通して得

てきた経験も同じである。別の練習で誤った習慣的な使い方を培ってきた場合は、その人がどんな目的でそれをやって来たにせよ、甚大な影響を与える。新たにレッスンを始める時に、抵抗しがたいほどの邪魔になる。

（＊解説）FM氏は主に自分の体感覚と鏡を利用した視覚とを用いて差異を調べ、たったひとりで動きの改善をしようとした。FM氏のような天才ではない現在の我々だが、既に彼から素晴らしいモデルを人類最高の遺産として受け継いでいる。だから言語化したり理論化したり、起こりうる変化を真に「考える」ことはできる。書籍やVTRなども自学自習に利用できるし、その気になれば教師や仲間からも手伝ってもらえる。現在ではかなり速く、少なくともFM氏のように10年もかけずに、テクニークの基本は実践できる。
ただし、段落39の解説で挙げた音楽家やダンサーのように過去にいろいろな手法を培って練習してきて、それが原因で問題を生じている人は、その期間が長ければ長いほど、今まで喝采を浴びていればいるほど、今まで気持ちよかった体験があればあるほど、変更がたいへんなのは真実だ。今までの習慣的な使い方を捨てる勇気も決意も、余計なことをなくすための再学習訓練もよりたくさん必要になる。

44. 長考し全体の質問自体を捉え返した。方向を指示しながら自己を使う、これはどんなことだろうか。
（註への解説。用語を用いて文章にすると、「ある方向を指示して（ある方向へ向いながら）私を使う」とか「自分で行く方向を決め、そちらへ行きながら使う」のようになる。行く方向を投影するという言い方もある。これはプロセス（道筋）である。メッセージは脳で始まり、神経系を通り、全体の機構に届く。そうやって送られた信号が、必要に応じてこうした機構で働き、特定の使い方のために用いられる。）
　FM氏は、この方向は一体どちらか、「何を論拠としてやっているのか」と自問した。以前には一度も考えたことがないから、どうやっているのか、どちらの方向へ向かい自己を使っているかなんて思いもよらなかった。ということは、自分を使うときに習慣的にやっていたに間違いなく、そうやっ

て自分では**自然に感じられる**ようにやっていたことになる。言い換えれば、FM氏も我々と同様「感じ」に依存していた。感じで、方向を決め自己の使い方を決めていた。しかしながら、感じに頼るやり方で方向を決めると必ず失敗する、という実験結果がでた。(例、自分の感じでは頭を前に上にやっているつもりだったけれども、鏡の中に実際に見えたのは頭を後ろへ下へやってしまう動きだった。)「感じ」によって引き起こされる方向へ自分を使うと、信頼に値しない、と証明された。

45.「いやはや、いっぱい食わされた。誰か袋小路に陥った人間がいたとすれば、何を隠そうこの私のことだった」

ここでぶち当たった事実は、自分の感じを自分の唯一の道案内としてそれを頼りに自分の行く方向を指示し使い方を決めると、それは必ず信頼できなくなることだ。勇気をくじかれたが、しかし、こんなことぐらいで諦めるわけには行かなかった。再び検証を始め、今までの発見に潜んでいる可能性をめくって、全く新しい領域で調査しようと、何かに取り憑かれたように探求心を燃やし続けた。「確かに、」自問しながら、「感じが信頼に値せず行く方向を指示する手段とならない可能性がある、ならば可能性として同様に、感じが再び信頼に値するようになるやり方もきっとあるはずだ」と。

46. この考えで素晴らしい潜在能力が人類に備わっているに違いないと、直感が泉のように溢れてきて、かつてないほどシェイクスピアの偉大な言葉が映像になり現れた。

47. なんという素晴らしい芸術品なのだ、人類とは。

　　　なんと高貴な理性的存在なのだ。

　　　なんと限界を超える能力なのだ。

　　　形作られ動きだす、これをなんと表現しよう、

　　　なんと賞賛しよう。

　　　行動はなんとも天使のようではないか。

　　　理解はなんとも神のようではないか。

　　　美はこの世界にあり、獣たちの唯一の模範となるのだ。

（＊解説。ハムレット第2幕第2場。ハムレットが人を疑い、人殺しをする直前のセリフから。）

48. しかしこのシェイクスピアのセリフもまるで矛盾していた。人類に潜在能力があるにもかかわらず、過失に陥ったまま自分で自分をうまく使うこともできず、そんなやり方を続け、ひどく低下した水準で機能し、何をするにも自分の計画がうまく達成されるどころか、そんな有害な状態がむしろどんどん強調されていってしまうのはなぜか、という疑問が消せなかった。

49. 場面が変わって、その頃にFM氏とお父様とお話をしたことを述べている。誤った使い方をしている自分も他人も、我々人類は犬猫と大差ないという主張をした。「我々は**知らない**からです。どうやって自分で自分を使っているかについて、犬猫以上に**知っている**わけではありませんから」と。

（註への解説。現在の有名スポーツ選手ですごい記録を出した人でも、一旦スランプに陥ったり故障したりした後に、もう二度と表舞台に出られなくなる人がいる。例えば、サッカーのマラドーナ氏。日本の野球選手でもしょっちゅうあるように見える。ダンスや競技をやめた後にひどく不健康になって痛みで普通に歩くこともできなくなるような元有名人もいる。あのひとは今、のようなテレビ番組で、以前と現在と比べるとあまりにも気の毒な映像を目にする。だから記録を出すような運動能力があっても、素晴らしい演技ができても、それだけでは**知っている**証明にはならない。一方で、日本に残っている伝統芸能である能や狂言、茶道の家元の動き、中国に伝わる太極拳の達人である老師などで、自分の動きとして**知っている**人はいるようだ。たぶん彼らはアレクサンダーテクニークという言葉を聞いたことさえないだろうがそれでも、頭とクビから始まるプライマリーコントロールのお手本のような動きを見ることもある。ただし、どんな弟子にでも引き継がれているといえるほど、そうした教育方法が開かれているとは見えない。

誰でもどんな手法においても、もしかして、意識的で理知的な方向へ行くことが可能になるようなやり方をするなら、引き続きプライマリーコントロール（初めに起こる大事な調整能力）が働き出して、自分の機構が上手に動き、全部で統合されていくだろう。）

　この親子の会話で当時（1890年代）FM氏の気がついていたことを紹介する。それは、文明化の中でいつもせかされ、急激に変化する環境に対応しなければならないあまりに、理不尽で直情的な方向を使う羽目に陥り、その使

い方ではもはや犬やネコでも必要を満たせないし有効でないのだから、それ以上に人間生活では必要を満たせないし有効でないということだ。世界中の誰でもやっているが、直情的な調整による方向へ使えば、全く不満足になり、その時の「正しい感じ」はあまりにも道案内としては信頼に値しないし、連れて行かれるところは正反対になる。この信頼に値しない感じは近代社会の産物であるかもしれないし、時を経るに連れて、ずっと普遍的な脅威になる傾向があるかもしれない。そこで、ある知識を利用し、その時最適な手段を用いて信頼に値するようにしてやると癒されて、感じが戻るかもしれないし、その時の感じはたいへん珍しいだろう。この知識を研究していけば全く新しい領域が探求され開示され、未だかつて聞いたこともないような研究になるだろう。そのために再熟考し、自分自身の経験を良く見なおし、これを新しい真実の光にさらした、とFM氏の記述がある。

（＊解説）45の「……感じが再び信頼に値するようになるやり方もきっとあるはずだ」、49の「……癒されて感じが戻るかもしれない」にある記述から、感じが再び信頼に値するようになるやり方があり、感じが戻るとFM氏が考えていたことがわかる。解説者はここに更なる改善点を見るから、一般論にすることはできない。

　ひとつの仮説である。感じ（feeling）の中身を考えると、知覚（痛み・温度・触覚・筋感覚・内感覚・味・匂いなど）と、気持ち（正しい・間違っている・いや・好き・気持いい・気持悪いなど）とに、分類できる。従って、「感じ」とは、ある知覚を元にして、気持ちで判断している作業である。知覚を鋭敏にすればよいという前半部の主張は納得できる。ところが、「感じ」の片割れである気持ち（判断）に関しては、どこまでも信頼に値しないし、癒されて戻ることもありえない。理由ははっきりしている。例として、気持ちいい温度を挙げる。外気温36度の真夏に、摂氏28度の「水」に手を付けると冷たくて気持ちよく、真冬に雪遊びから帰ってきた手で同じ摂氏28度の温度につけるとぬるま湯に感じるだろう。冷たいのかあったかいのか、恒常的にはどう「感じ」るのか。信頼に値するのか。そして、感覚からは必ずこぼれ落ちる部分があると、現代の神経生理学で確認されている。そこで、

もし仮に刺激が同一だったとしても、何万何億という神経系で、全く同一の神経が全く同量の反応をする確率はどの程度だろうか。癒されたら同量になるのか。とうていありえないと考えられる。

　だから、FM氏は行き詰まるしかなかった。一応の達成まで、ものすごく時間がかかった。もしかして、この箇所は一生あいまいのままで、「感じ」対策については、半分よさそうだが半分誤りである。未完成だった。そうは言えないか。

　まとめる。うまく結果に到達する為に、知覚を鋭敏に練習して「その時最適な手段」を磨くことが有効なのは、全く真実で疑いようが無い。「その時最適な手段」で動作するやり方は練習すればするほどどこまでも洗練されていく。その際に起きてくる気持ち（判断）は毎回違う。

50.　するといくつか確かな点が浮かび上がった。
　（ⅰ）**感じ**で頭を前に上にやろうとすると、実際には頭を後ろに下に引
　　　き下げてしまった。特定の使い方で特定の部位を動かしそれが誤った
　　　方向に行っていることと、それは信頼に値しない感じに頼るせいだと
　　　判明した。ということは、
　（ⅱ）この誤った方向へ直情的に行くと同時に、信頼に値しない感じを
　　　伴うし、それが部分やまとまりを形成しながら、私は習慣的に自己を
　　　使っている。
　（ⅲ）この直情的な誤った方向は、誤った習慣的な使い方にたどり着く。
　　　誤った使い方が頭と首で生じ、気がつく。**その働きによって望ましく
　　　ない結果がもたらされるから、自分の声を使おうとするとこの誤った
　　　方向へ行っていることがわかる。言い換えると、直情的に即座に反応
　　　（反作用）してしまうような刺激を用いて自分の声を使っている。**
51.　もう一度じっくり考え直したら閃いた。声を出そうとする時に、抑制（inhibition）ができたらどうなるかと。つまり、自分の頭と首において、誤った方向へ行くと引き起こされる誤った習慣的な使い方を減らせたらどうなるかと。そうなればきっと、その源泉のところで、自分の不満足な反作用を用いて朗誦するという考えを止められるはずだ。以前の朗誦時には、頭を引き

'The Use of the Self'

下げて後ろにやることと、喉頭を押し下げてつぶすことと、口から息を飲み込むことをしていた。この誤った方向へ行かないように制して、次に新しい方向の発見が要る。しっかりと新しく改良された使い方で頭と首が動き、そして間接的に喉頭や呼吸や他の機構がうまく働くような方向へ行く。実践していけば**確実に**満足に向うようになり、特別の刺激を用いて自分の声をうまく使えるようになるかもしれないと思った。

52. 次にやろうとした実験で、自分の使い方が**確実に**満足のいく反応を呼びおこせるような方向を見つけようとした。それは以下の順序になる。

　（ⅰ）状態を分析し、現在の使い方を知る。

　（ⅱ）選択をする（理知的な考えで）。その時最適な手段を用い、より満足のいく使い方がもたらされるようにする。

　（ⅲ）**意識的**に投影して行くべき方向へ進む。必要に応じて、こうした手段で効果を発揮する。

　声を使うという刺激に対して満足な反応をするために結論を導いた。古い直情的（理不尽な）方向へ自分で進んでいたのだから、そこで、新しい意識的な（理知的な）方向へ進むように転換しなければならないと。

53. **使い方を調整し、人類生命体の機構全体をうまく働くようにする考えがここにある。そのために、直情的に続けることを改め、意識的な水準を用いる。これは実践的な取り組みにより得られた結果であり、正当である。しかしながら、それが人類の発展へ向かって真に重大な要素であると、十分に皆さんが認識するまでに、一体何年かかるだろう。**

54. この考えを実践に移そうとした。しかし、そうしたらすぐに行き詰り、驚愕の連続で、予期せぬ経験に打ちのめされた。この瞬間まで、自分の感じをつかうより、「こころ（mind）」はずっと優勢で効果的に行く方向を示すだろうと思い込んでいた。しかし、これは誤った推論だった。意識的に行く方向へ進むために、習慣的でそれ故に**正しく感じる**誤った使い方を訂正しようとしたが、やろうするとすぐダメになった。くっきりとした線引きができないから自分の理不尽な方向と理知的な方向との見分けがつかず、そのふたつが混ぜこぜになって全く予防が不可能と、実験で見つけた。どんな刺激でも、すぐに声を使おうとすると、あるいは、すぐに反応して**何かしようとす**

ると、また新しいことをやろうと自分の意識的な方向へ行けばもたらされる
動き（頭を動かして前に上にやろうとすることなど）をしようとしながら同
時に話そうとすぐにやると、誤った習慣的な使い方（頭を引き下げて後ろへ
やるなど）が必ず戻ってきた。

55. その後になって全部放棄すると決意した。どんな企ても今すぐ「する」
ことはやらない、どんなことでも結果にすぐ行くのをしないことにした。そ
の時の自分に必要な経験として、「話す」という刺激が出てきても受け止め
るだけにし、何かすぐに反応するのを拒否することが必要だった。

56. 今までやっていたことの代わりに、自分に行く方向を与えるところに限
定して、新しい「その時最適な手段」に変更されていくような実験を続けた。

（註　用語「その時最適な手段（means whereby）」がある。理知的な手段により結果を
得るに至るやり方のことだ。その時最適な手段に含まれることは両面ある。習慣的で誤
った使い方が起きないように抑制することと、意識的に新しい方向を投影しながら（次々
と新しい方向へ行きながら）行為に必要な動作をすることだ。そうやって有機体の機構
に新しいより満足のいく使い方が起きるようにする。）

鏡の前で何日も何週間も場合によっては何カ月もかけ、新しい方向へ行く
ように続けた。この経験から学べたことは以下の通り。

（ⅰ）結果（すなわち声を使い朗誦すること）を得るために、予防的に
　　　行く方向を与えなくてはいけない。それには、「しよう」と企てる前、
　　　冒頭の部分よりさらに前に、新しい「その時最適な手段」が必要であ
　　　る。

（ⅱ）継続して方向を与えることを予防的にやらねばならない。動かそ
　　　うとする最初の部分に与えながら、同様に行く方向を予防的に示し、
　　　動かそうとする第二の部位へもやらねばならない。

（ⅲ）継続して方向を与えることを予防的にやらねばならない。動かす
　　　最初と第二の部位へやりながら、同様に行く方向を予防的に示し、動
　　　かそうとする第三の部位へもやらねばならなかったし、同様に、動か
　　　す第四の部位やそれ以降にも必要に応じてやらなければならない。

57. とうとう発見した。複合した追筋で方向を与える練習に自分が慣れてい
き、新しい「その時最適な手段」が順序良く働き、様々に対応する機構で新

しい使い方になるために、継続しなければならないことがわかった。この道筋を自分で練習する際に、かなりの時間を前段階に置き、実際の計画で動く寸前でうまく行くことを続けながら、新しい「その時最適な手段」を目的達成に利用していけば、発話するところまで続けられるだろうし、それをしなければならなかった。

58. ジョン＝デューイ教授が「思いながら行動する（*thinking in activity*）」と呼んだやり方がある。たった今記述した道筋（プロセス）はその好例だ。自分が習得中の学習は新しい経験を伴い、特に「思い方」の変更が不可欠である。このワークで目的達成をするにあたり、まず我々は誰でもひとつの方向を投影することはできる。しかし、それにしても、継続してこの行く方向を与え続けながら第二の投影をし、同時に、継続してこの二つをやりながら第三の投影をし、同時に継続して今の三つの方向を出しつづけて次の、というように、ずっと順を追って目的が達成されるまで連続して継続するやり方をしなければならない。複数のものが結合して同時に次々と起こらねばならない。FM 氏の知る限りそれしかない。ところが、この途中でよくつまづいてしまう。

> （註　専門用語で「全部一緒にそして、ひとつずつ順々に生じる（All together, one after the other）」という。）

59. 「その時最適な手段」を十分に長い時間やる練習をし続け、それから、その成果をうまく働かせて話すという目的に使おうと、試みを開始した。しかしまたもや落胆したことに、ほとんど成功しなかった。核心部まで進もうと、こうした企てをすればするほど、より複雑な状況がやってきた。哀れな実験結果であった。

60. 再熟考してみると、少しはっきりしてきたことがあった。失敗に落ちいったのは、自分で予防できていなかったから、つまり、優勢である自分の誤った使い方を阻止できてなかったからとわかった。誤った使い方の阻止が全面的にできていなければ、新しい「その時最適な手段」を働かせて、その考えを基に話す、という結果を得ることができなかった。それから最重要なことがもう一つ見えた。せっかく準備的にしてきた全てのワークにも係わらず、直情的に行く方向とそれで引き起こされる習慣的な使い方との両方がま

だ優勢であった。意識的に理知的に行こうとする方向は、まだ弱かった。か
なり長期間にわたり調査を続けた後に、自分に必要なのは確実な証拠を見つ
けることであるという結論を導いた。自分では決定的瞬間にもうまくやって
いると思っているのだが、その最中に、本当に新しい方向へ行っているのか、
それとも、元に戻っているのか、どちらをやっているのかわかるしっかりし
た証拠が必要だ。そのために注意深く実験をして、発見した。直前までは自
分で行く方向を与えて新しい使い方で順序だてて正当にやっているが、話そ
うとする時に決定的瞬間になり、元に戻っていた。古い直情的な反作用を自
分で抑制するつもりでも、「感じる」ことあるいは考えることでは証拠にな
り得なかった。

　そんな状況において別の疑問もあった。これは誰でも陥るのか、それとも、
自分の個人的な資質なのか、両者の間で揺れていた。

61. ずっと実験と観察を続けたら見えた。その始まりから人類の成長と発達
はたった一つの形式によって行く方向を決め、そんな自己の使い方をしてき
た。その方向は直情的な方向だったし、ある意味でヒトが生物種として相続
してきたものだ。自分は、意識的で理知的な方向へ行き新しい使い方をもた
らそうとした。しかしその前に、**あまりにも正しく自然な感じがする**誤った
自己の使い方をもたらす直情的な方向がある。それ故に、種としての傾向を
原因として自分の中で戦いが始まり、そうなると誰でもが決定的瞬間に、元
に戻ってしまう。直情的な方向に行き当然慣れ親しんだ使い方で自分自身が
正しいと感じるように動いてしまう。同時に、ヒトは生物種として未体験で
あるから、意識的な方向へひとつずつ順々に進むことに全く親しみが無い。
それならば、FM 氏の場合にも、この引き継がれた直情的な方向へ行ってし
まうのは当然である、と。

62. ご存知のように、ずっと以前から、感じを頼りにした方向へ行き使い
方を決めることをやるべきでないと知っていたにもかかわらず、FM 氏が全
ての影響まで辿って完全に悟っていたことはこれまで一度もなかった。ある
使い方を判断する基準に、「正しい」**感じを少しでも**採用すれば、必然的に、
新しい使い方は邪魔されうまく働かない。古い使い方が正しく感じるならば
新しい使い方は間違いと感じるし、逆から言えば、新しい使い方を自己に運

用すれば、間違いと「感じ」る方向へ進み、正しく「感じ」ない。ところが、FM氏はその他大勢と同じく、正反対のことを同時にやろうとして失敗し続けた。知ってはいるのにどこかで、正しい「感じ」を指標にして、自分がうまくいっているかどうかを計ろうとしていた。細かく見ると、ある計画で理知的な方向に行く自己の使い方をしながら、それを話す瞬間に用いようとしたが、そこで、正しい感じに沿って進めたから、元に戻る以外に道は無く、必ず自分の直情的な誤った方向に動き古い習慣的な使い方になった。それまでの企ては全て役立たずと証明されたから、FM氏には小さな不思議だった。

63. 新しいやり方でやる。とりわけ、決定的瞬間で自分の決意に邪魔が起き易く、与える方向に「しようとする」ことが混ざって結果にあわてて行こうと（エンドゲイニング）しやすいから注意が要る。準備ができていなければならないし、どんな手順でも自分が理性で決めたことを最上として自分の目標におき続けなければならない。そしてその手順が**誤った感じを伴ったとし**ても続けなければならない。信頼をもって自己の理知的な道筋を進めば、安全に自分の「結果」にたどり着くことになる。くどいが、正真正銘の信頼でなければならない。半信半疑では、確かめようとして**正しく感じる**ことが必要になるからダメだ。刺激に対して自分の直情的な反作用が起き、結果にあわてて行こうとするやり方が起きそうになるのを**抑制し続けながら**、同時進行で、順々に行く方向を投影し続け、決定的瞬間にも新しい使い方が優勢になり、そうやって結果に至るまでずっと継続されなければならない。

64. この問題を解決しようと、これでもかというくらい多数の企てを散々やってみた挙句の果てにやっと、次に述べる計画を取り入れることにした。

　（註　以下の計画は単純な理論に基づく。しかし、FM氏自身がそうだったように、彼の生徒のほとんどで、すぐに実践するのは困難だと判明した。）

65. ほしい「結果」はある文章を話すこと、そうしてワークしてきた。しかしながらそこで、もしかして、自分が話し始めようとする瞬間にも、それ以前と同じやり方を続け、変わることなしに進めたとしたらどうなるだろうと、組み立てた。

　（ｉ）抑制する。刺激に対して、どんな即時の反応もしない。今回の刺激は文章を話すというものだ。

1 進化するテクニーク

（ⅱ）投影する。順々に生じる方向へ行き、プライマリーコントロール（初めに起こる大事な調整能力）に向かう。プライマリーコントロールによって自分は理性的に導かれた最高の存在となり、そこへ目標がもたらされ、新しく改良された使い方で自分が話すというところに到着し、そして、

（ⅲ）継続して投影する。いろいろな方向へ行けるから、自分を信頼し自分を有効に**するところで**やりつづけ、望ましい方向へ行きながら働いて目標へ向い結果に至り、文章を話す。

66. 元に戻りそうになり、誤った古い習慣的な使い方がすぐにでも出てきそうになる決定的瞬間にこそ、自分に変化が必要である。古い手順を変更するには、

（ⅳ）決定的瞬間に、**同時に、ずっと継続して投影し、行く方向へ進み新しい使い方へ向かう**ことをしながら自分をふと止めて、意識的に再熟考して自分の最初の決意を思いなおし、「自分でやっぱり続けましょうか、結果を得ると自分で決意をしたように、文章を話しますか。それともしないのでしょうか。それとも、他の結果を得られるように続けて、いろいろやって見ましょうか」と自分にお願いをしてみる。**すると、その時に新鮮な決意をしなおすことになる。**

（ⅴ）もしくは、当初の結果を得ようとはしない。この場合それは、**自分で継続し、行く方向は維持するように新しい使い方をやりながら、**続けて文章を話すことをやらない。あるいは、結果を変え、何か違うことにする。

たとえば、文章を話すことの代わりに手を持ち上げることにすると、この場合それは、**自分で行く方向を維持し新しい使い方を継続しながら、**運びとして最終の決意では、手を持ち上げることにする。

あるいは続けて、最終的に初めの結果を得ることにしてみる。この場合それは自分で**行く方向を維持し新しい使い方を継続しながら、**文章を話すことにする。

67. この新しい計画の元で手順に変化をもたらそうとしても、決定的瞬間において、すぐに続けて自分の結果に行こうとするならば、今まであまりにも

頻繁に元に戻り直情的な誤った方向に行ってしまったように、当然、今度も自分の誤った習慣的な使い方に戻ってしまうだろうと予測できる。そんな古い習慣的な行動で調整され惨めな結果ばかり得ていた範疇を超えて、新しい行動で調整するにはどうするのか、意識すればどんな結果へ至るのも望むままにできるようになるためにはどうするのかと、理性的に考えてみる。立ち止まったその瞬間、その時に、**行く方向を投影しながら新しい使い方になる**、としたら、新鮮に結果へ向かって決意しなおすことになり、この手順によって優勢になる。ここで新たな手順を用い、**理知的な方向へ行き続けている限り、その間にもたらされる新しい状況下で新しい使い方になっており、そうやって意識的に維持しながら**、ある刺激に対して望ましい結果を得るように決意し行動に移すことができるはずだ。

68. この手順は、通常と正反対であると、あえて指摘しておこう。**我々が個人的に直情的な方向へ練習してきたどのような手順とも正反対であり、同時に、人類が種として直情的な道筋で継続的に訓練してきた進化上の経験とも正反対であると。**

（＊解説）段落61でもここでも、人類「種」としての進化上の経験と正反対であると、FM氏は大風呂敷を広げて述べている。まるでお芝居のセリフだ。自分のワークは、恐ろしく時間がかかり、しかも大変な苦痛を伴うものだったから、そういいたくなるのも想像はできるし、彼の周りにいる人達を観察し彼らと実験してきてわかったこともあるだろう。そうした近代人が続けてきた学習方法により、何らかの原因で誤った使い方が助長されて、我々がそちらを長期間やりすぎていたから、まるで誤った使い方を「正しく」「自然」であるかのように「感じ」ている、という箇所はわかる気もする。ところが彼自身もう一方にある別の記述に、プライマリーコントロールは「誰にでも」あり、余計なことさえしなければうまく働くとしている。この二つの主張は矛盾していないか。

　矛盾の中身である。直立二足歩行を契機とする人類の誕生から現在まで400万年もかけて、様々な道具を用いたり言語を習得したりして進化してきた、という生物学の教科書にある仮説に従うとしよう。道具も言語も、人類が進

化上の歴史で得てきた能力で使ってきたと考えられる。言い換えると、人類史上うまくやれるように進化してきたはずだ。ところがここにあるFM氏の主張で「人類が種として直情的な道筋で継続的に訓練してきた進化上の経験」とあり、それでは、言語使用や直立二足歩行に向かない行動まで、人類「種」としての進化上における経験で、そうやって発展させてきたことになり、いささか無理があるのではないか、と見える。

　ここにFM氏の意識にさえ上っていなかった「思い方」が作用していないか、検証してみる。「種としての進化」とまでいうなら、当然世界中で調査しなければならないだろうが、彼が観察した人々は近代社会の住人に限られていないか。アボリジニやブッシュマン、一昔前のアイヌのような自然のなかで狩猟採取をして、美しく統合されて暮らしている人を調査したのか、知っているのか。そうした人々を人類「種」として同等に扱う態度を、白豪主義と帝国主義全盛当時にある英語圏の一般人が持ち合わせていたのか。いずれもどうなのか疑わしい。

　解説者の見解をまとめる。FM氏がなんと言おうと、プライマリーコントロールと呼ばれる調整能力は人類「種」として進化上の経験に含まれている。ところがもう一方に、縮んでしまう方向へ向かう「びっくり反射」と今では呼ばれている反射もあり、緊急時の生存本能として、こちらも生物全般で進化上の経験に含まれている。「プライマリーコントロール」と「びっくり反射」、このふたつの方向は、お互いに逆方向で、正反対である。簡単に言えば、緩む（縮むのをやめる）方向と、縮む方向だ。その両方向が、両者とも脊椎動物の進化に含まれている、と考えたらどうだろうか。近代化にともなった人間性を損なうような手法で公私ともども教育されたりその他諸々の事情があったりして、縮む方向をあまりにもやりすぎ、そちらを習慣的に「正しく感じる」まで続けている人類も多いだろう。それが原因で様々な悪影響が起きていて、というか、いつも習慣的にやっていれば心身統合体に悪影響が起きる以外にない。しかしそこに気付き、そこを変えたいなら、可能であると断言しよう。進化上持ち合わせていた能力（プライマリーコントロール）が発揮されるようなやり方を学びなおせば、不必要に縮んでいるのをだんだんやめていく事もできるだろうし、そうすれば悪影響はなくなる。そして、そ

うやって改善を進めていけばどこまでも人間性と個人的な能力が高まっていく。

69. 徐々に障害を克服した。古い習慣による誤った使い方の影響が出そうになるとどんなものでも阻止した。「文章を話す」というところに起きる余計な刺激、理不尽な直情的方向へ行くと引き起こされる不満足で習慣的な使い方、そうしたものを自分自身に及ぼさなくした。自分の新しい状態を維持し望ましい使い方をやりながら、何らかの結果へ至るか、決めていた結果以外にするか、単に拒否して初めの結果を追わないか、そうやって選択しながら練習するうちに、数多くの場合において最終的に、具体的な判断材料として捜しつづけていたものが得られるようになった。元の結果を得ようとするところで刺激に対して直情的な反応が起こるのを抑制することから始め、なおかつ、その**抑制をずっと維持しながら同時に、行く方向が新しい使い方になって現れるように投影し続けることが必要だった**。そうやって練習を続けたら、新しいやり方を続けて使う経験が得られるようになり、決定的瞬間にも、自分の決意を続け、元々の結果である文章を話すことにとうとう安全に至ることができた。自分の意識的で理知的な方向が最後には優勢になった。こうやって理知的にやれるのは経験を重んじて帰納的に進めたからだ。

70. 古い傾向で元に戻ることがなくなり、誤った習慣的な使い方で朗誦するのは消滅した。注目すべき効果が機能に及んで、確信できた。いったん例の傾向から解放されてしまうと、喉や発声の諸問題から解放されたし、生まれつきと診断されていた呼吸や鼻腔のつらさなどもきれいさっぱり無くなった。ワークを始めてから何年かかっただろう。上記のやり方で練習するようになってからでもかなりの期間が過ぎてからのことだった。

　その後も FM 氏は改善を継続した。彼の残した基盤を引き継ぎ利用できる幸運な我々は、彼の最高水準を我々の標準とし、彼の導いた結果を乗り越えてもっとずっと向こうまで、どこまでも発見と原理を昇華させていくことも、やり方によっては可能だろう。

第2章

使い方と機能の仕方を
反作用に関連して調べる

　第1章にある実験結果を見て、私が組み立てようとしたものをおさらいで
きた読者諸君は気がつくであろう。調査をしていた私にわかったことを時系
列でならべたものだ。私の反作用が特定の刺激に対して起きると、常に正反
対に行ってしまい自分のほしいものが手に入らなくなったという現象だ。こ
の原因をもっと調べて追究したら、自分の感覚的な評価（感じ）を使って自
分の機構に及ぼすとまるで信頼に値しないし、そうして導かれた反作用でや
ると、その手段を使っている自己は正しく**感じる**のに、しかしそれでは、自
分の目的が達成されないばかりかほぼ確実に間違いになると発見できた。

　私はこの点に着目した。数十年間もの長期間にわたり生徒に教え、彼ら
が自己を使うやり方を改良し調整するよう指導してきたが、全ての生徒が著
しくこの信頼に値しない感覚的な評価をしており、必然的に、彼らのやり方
はすぐに刺激に反作用するやり方になっていたし、その影響は私自身の場合
と同様に有害であり、彼らの使い方と機能はゆがめられていたと、私は見つ
けたからだ。実験結果を総括すると、実に得心できたことがある。感覚的で
信頼に値しない状態が優勢になっているところに最大の焦点があり、それが
関連すると、人類はすぐに反作用してしまい問題のある調整になる。

　別の視点で重要な関連を見ていくと、問題のある調整で人間が反作用し
てしまうことを観察し続けたからこそ、新発見であるプライマリ　コント
ロールを獲得することになったし、プライマリーコントロールを用いて改良
を続けていけば、感覚的な評価を使って自己の機構に運用しても、引き起こ
される動きは改良され機能し、私という有機体全体へ行き渡るようになる。

かなり段階が進んで、新しいやり方で使うことが確立され、私の意識的な働きを通してこのプライマリーコントロールの運用ができるようになったときに初めて、私はできた、つまり、刺激が私にやってきて、声を使って朗誦しようとしても、抑制して、自分の直情的な誤った方向へ導かれる古い有害な使い方で自分の頭と首と発声器官を使いそのせいで喉がかすれてしまうのを止めて、その代わりに、意識的な方向へ行くと導かれる新しい使い方で自分の頭と首と発声器官を動かせば喉のかすれは起きなくなった。

これは、刺激があり自分の声を使うことになっても、もはや古い反射でやっていた行動は引き起こされなくなったという意味である。古い行動に含まれていたのは自分の頭を後ろに下にやることとそれで引き起こされる身長を短くする動きと、そうしたものが成因の自分に有害になる習慣的な反作用でその刺激に向かうことであったが、それを無くす代わりに、新しい反射で動作すると、その動作に含まれてくるのは自分の頭を前に上にやり身長が伸びていくような動きになったから、最終的に、満足の行く反作用が刺激に対して起きうると証明された。

事実、自分には可能であったし、プライマリーコントロールを自分に働かせるように用い、それを継続しながら、刺激に応対する自分の反作用で自分の声を使えば、その発声行為の結果なんの喉のかすれも生じないようなやり方ができ、かなり初期の段階で自分の実験結果を踏まえた実践的な手法が見つかったし、素晴らしい改善がもたらされた証拠になった。習慣的な反射で動作するように当初の私は「条件付け」されていたが、そこで、自然な成り行きとしての新たな手順が採用され、新しい反射で行動するようになれば、そうした変化が**道筋（プロセス）に生じ**、新しく改善されて、そのように使い機能することが当たり前の状態になっていった。

(註　ここに関連して、以下に評論を紹介する。1928 年 3 月 6 日に A マードック博士によって、ベクシロンシーにある聖アンドリュー（ジェームズ＝マッケンジー）協会に発表されたものである。興味深いところは、「アレクサンダー氏が打ち立てた理論は、その論拠に自己実践における観察を置き、動きを知り身体を全体として捉えたものであり、そこで彼は、失われていたか使用されていなかった無意識の反射に対してなされた貴重な洞察を成し遂げ、再構成した新しい条件反射を用いて基礎を築きなおし、新しい概観で病気を捉え、病気に対する診断を下し、治療法をもたらしている」とある。)

第1章の最後の箇所に載せたように、実に、適用した手順のおかげで成果が得られたし、その実験結果から得られた証拠によれば、どれほど有害な反射的動作が生じ誤った方向へ使っていたとしても、意識的になればそれを阻止することが可能であり、手順を運用するときに興奮状態に直面しようとも、それができる。

（註　この手順に従って主題が開始されると、意識的に投影した方向へ行きその時最適な手段を用いて、ある人がある結果を得るように向かい、決定的瞬間においても継続してこの結果を得るようにするには、新鮮な決意をしなおして、その人はその時最適な手段を働かせてもともとの結果を得ようとするのか、もしくは他のものにするのか決めていく。）

さてそれ以外に、私の実験結果で示されたものにはこんなケースもある。どのような方向へプライマリーコントロールが働いて変化が導かれ、より良いやり方で使える機構が有機体全体で働くのか知識を得れば、結果として、いわゆる「条件付け」は安全に取り外すことができるから、本来の形式でやっても平気になる。ジョン＝デューイ教授の著書には「結局のところ、科学の問題は、完璧な技術で指揮して調査しようとするところにある。科学は……『何か完璧で完全に包括されているもの』ではない。つまり、単にある技術である結果が得られたに過ぎない」とある。（経験と自然、より）

それ故、意識的な調整が進んだから私の反作用が変化していく方向へ使えるようになったとお見せしてきたように、証明され運用できると、読者にも理解してもらえるだろう。なぜ**直情的な方向を止め、代わりに意識を用いて変化しながら使うようになる**ことが初めに一番大事なことなのか、そして、なぜある知識に基づいてその時最適な手段を用いるとこうした変化が起こると私が信じているのか、なぜ測り知れない価値を伴って教育的ワーク全てに運用できるのか、という問いへの私の解答が皆さんにわかるだろう。

当初私の個人的な障害に係わるうちに実験結果が得られたのだが、そのことで、実践的に係われば障害とそれに対する解決方法があると示され、自分にとって大変な価値があると同時に、どんな生徒さんにも役立つと証明された。こうした実験結果から、最初に最も重要なことを私は学んだが、それは以下のことである。

まず、できないことがあった。やらせるというか、**直接的に**、彼らに調

整能力を発揮させ機能させるように彼らの有機体やシステムや反射系に対して、私がやることはできなかった。しかしその一方で、**間接的に**、彼らに教え彼ら自身で意識的なプライマリーコントロールに沿った使い方を彼ら自身の指揮に置いて、その時最適な手段によって彼ら自身の機能が全般的に調整されることを指導するのは私にできた。そうやって、私が採用したこの原理が働く私のテクニークは十分に正当だと認められ実体験もできたから、今日に至るまで自分には原理から離れる理由が見つからない。実に、自分で継続してきた実験結果から自分に確信できたことだ。意識的な方向へ行きながら使うことを築きあげてできるようになる以前にはどうなっていたか、仮に、後ほどになれば感覚的な評価が改良された水準で使えるようになるとしても、初めに重要なことは何かとよくよく考えてみた。すると、もともと人間は反作用する際に、考慮すべき諸問題における様々な区域に同時進行で携わりながらその諸問題全般を調整できるというほどには発達していないし、要するに、問題に出会っても意識的な調整能力などやれず、いわゆる「条件付け」されたと呼ばれる行動のようにはいかないとわかった。

　人間の反作用は確かによく知られている事実であるし、本質的な人間の行為であると、どのような議論になろうとも大前提にしておくとよいかもしれない。
　大事な道筋として初めに述べておくと、人間が行為するということは、自己の内外のどちらかから受容される刺激が来て、その刺激に対して反作用することが止むことなく起き続けているということである。新生児が最初の呼吸をするのは刺激によって呼吸中枢で反作用が生じたおかげであり、新生児が継続して生命有機体でいられるのは、刺激を受け取りそれに対する反作用を継続する間に限られている。人間であれば、刺激を受容するのに感覚機構を通すことを除外してやれる人は誰一人いないし、おそらくある人が感覚機構で刺激を受け取るのを止める、つまりやらなくなるなら反作用は全くなくなり、それ故にそこから先に何の行動もできない、つまり生命そのものがその時に止まる。
　だから、全ての動作で反作用が刺激に向かって生じており受容される刺

激は感覚機構を通過しているのだ、と一旦了解されれば、動作として表現されるものには、完全に「精神的」であったり完全に「肉体的」であったりすることはどれ一つありえなくなる。おおよそ言えるとしても、ある動作では「精神的」な側面が優勢であり、一方では「肉体的」な側面が優勢になる動作があるという程度にすぎない。例えば、腕を持ち上げるという動作を取り上げてみよう。おそらく手放しで大多数の人が「肉体的」だと表現するだろう。では仮に、何が生じると刺激が受容され、腕を持ち上げるという行為が実際の動作に移行するのかとよく考えてみたらどうだろう、一致した行為が生じた、だから、それで動作がもたらされ目にすることのできるように表れた、そうなるし、この道筋は多数の人が馴染んでいるように「肉体的」と見なされるだけでなく、同時に「精神的」道筋であると我々にわかる。受容された刺激で腕を持ち上げたということは、結論として我々全員が知ったように、「精神的」概念で行為をしたから腕を持ち上げたのであり、それは、この概念を追っていくとある一つのいわゆる「精神的」な道筋をたどることになり、その道筋は同意が与えられるか保留されるかどちらかのやり方になる反作用で刺激に対応し、腕を持ち上げたことになるからだ。この同意が保留されたとしたら、反作用として最終的に腕を持ち上げようとされていたものは抑制されて、腕はあがらないことになる。一方、同意が与えられたら行く方向が決まり、腕を持ち上げる機構で要求される行為に効力が生じ、神経情報が伝達されて特定の筋肉群に収縮がもたらされ、腕が持ち上げられることになるが、その際に他の筋肉群は弛緩したままである。

　しかしながらこの関連で述べると、たいていの人において、自己を使う方向はほとんど習慣的で直情的になっており、その結果、一旦同意が出された反作用で刺激に対応しある行為をしたときに、彼らがやってみせる行為は全く理知的な概念を欠いた我々のいうところの「直情的」なものであるから、行く方向へ使いながら機構がうまく働くように要求されたとしても、満足のいくような行為はできず、不幸な事に、信頼に値しない感覚的評価がどんどん増加し拡大し次々と生じてくる、このことは最も重要であり、記憶に留めておきたい。

(註　これは事実であり、自分の調査によって白日の下にさらされたが、第1章にも示されているように、それを人前でやって見せることさえできる。)

そうやって直情的な方向へ使う傾向は時が経つにつれてひどくなり、そうなるとますます誤った方向へ行き、有害な効果を携えて機能に及び必然的に反作用に及び、私自身のケースで証明されたように惨憺たる結末を迎える。

そんな不満足な反作用に、全身欠陥症候群になっていると表明される。いわゆる「精神的」にも「倫理的」にも支障をきたした病気であるし、それ故に、そういった存在を取り上げて指標とすれば、不満足な反作用はその存在をもって、有機体全体における誤った使い方と機能の指標として認めることができるかもしれない。

(註　私としてはできるだけ平易に示したいのだが、人間有機体との関連においていつでも、決まり文句「使い方と機能・使って機能する（use and function）」を私は用いる。私が示す場合には、それを機構的（メカニカル）な行為のみに限定していない。というのも、その決まり文句（使い方と機能）には、人間の全ての行為が含まれ、概念としても理解としても全てが表明されているからだ。だから例えばだが、同意を保留するか与えるかすること・思うこと・理由をつけること・ある方向へ行くことなどあっても、そこだけを取り上げることはできない。なぜならその表明としてこうした行為のみを分離することはできないからで、それにしても、使っている機構や関連して機能する有機体からどうやって行為のみを切り離すことができようか。)

どのような「症候群」であろうとも、新しい満足のいく方向へ使いそれが機構に及べば、機能改善される方へ進み徐々に良くなり、そのような道筋で入れ代わって、以前の症候群は徐々に消滅する傾向を示し、健康で幸福な満足のいく反作用が増えていくと示され、私が体験したケースで表明されている。そうした理由を踏まえて、特定の症候群へかかわっていこうとするならば、全くなによりも予防が大事であり、誤った方向へ行きそれで導かれる誤った使い方で機能するのを止めて、その代わりに、新しい満足のいく方向へ手段を用いることを基盤とし、改善をもたらし、使い方と機能に及び全体の有機体にいきわたるように、最初が肝心だ、という要求をもって私は主張したい。

この非直接的な手順は原理に忠実であり、その原理とは人間有機体は統合されているために分割できないということで、そのように理解してその時

最適な手段を使い機構に及ばせば行く方向へ実践でき一致した行為として進む、などと、ある意味私はかなり厳密にしようとしてきたが、単に、この原理で統合すればうまく行くということだ。ところが、逆側の絵も浮かんでくる。統合という性質上、部分でどのような変化が生じても、全体の変化にならざるを得ないと意味されるし、人間有機体のいろんな部分が編みこまれて非常に密接なひとつのまとまりになっているから、基礎的な変化を生み出し部分での働きを変更することになれば、どんな企てであっても、その行き先は使い方を取り替えて全身の再調整をする方向しかない。一致するように使う機構が有機体にあり現在それが誤っているのであれば、どんな企てであっても、欠陥を根絶しないといけないし、もし根絶しないならば、変化し改良してこの誤った一致で使うのを改めようとしても、行き先はどこかでバランスを投げ捨ててておかしくなってしまうところになるという意味である。
（註　第4章に詳しい記述がある。）

　この危険は、診断を下し病気や障害に係わらなければならない人々でさえ知らないしほとんど誰にも気づかれていないが、私にはデモンストレーションできるほど準備もできているから、その**道筋の中**で見ていこう。誤った症状を治すための「治療」と称する特定の療法を取るとするなら、この療法が概観上は成功したかのように見えたときでさえも、その他の部分がラクでないどころかしんどくなって、有機体全体では余計に有害な欠陥がもたらされるのはよくあることだ。古い御伽噺にある7匹の悪魔である。

（註　ここに関連して大変興味深い参照がある。著者は E＝ホルダネス卿で、彼は著名なゴルファーである。イブニングスタンダード紙の1928年3月17日版から抜粋する。
「ここに友人の実話を提供しよう。彼の悩みは慢性のスライスだった。絶望してプロに教えを請いに行った。プロの指導は、クラブのトップに左手を置いて右手をその下にしてグリップさせる単純な改善策だった。それから専門家は、自信を持って打てとだけ彼に告げた。その関係で、その午後ドライバーの一発だけはスライスが消滅し、素晴らしかった。しかし、一つ良くなると七匹の悪魔が来るというたとえのように、数週間、数カ月と時が経つうちに、今度はプルになり、彼はますます苦痛にもだえ混乱状態に陥った。最終的な状態はずっと悲惨で、まだ最初の方がましだった」）
（訳註　スライスとはバナナのような軌跡でゴルフボールが右曲がりに飛ぶこと。一方のプルは左曲がりに飛ぶこと。いずれにせよ意図に反して、ゴルフボールをまっすぐ打てない。）

111

'The Use of the Self'

　この結論は私がずっとワークを教えてきたこととも一致し、そこで私に示されたことでもある。いわゆる診断には一つも完全なものがないということになる。理由は、診断の基礎が当原理に置かれていないからだ。有機体はまとまって働く機構であり、あるやり方によって使われる機構とある水準で機能する有機体全体との間に密接な相互作用が含まれているのだが、しかし、その関係が忘れられている。

　続いての章でもう少し進んで、情景を絵に描いて見せられるものを持って来よう。様々な広い分野にわたる行為において、どれほどの専門家と称する人々が、ことごとく失敗したまま当原理に気づかないでいるかという事例になろう。実際にかかわっているクライエントから欠陥や障害を治してほしいと相談されても、別の観点からみると、専門家は間違ったことを指示している。どのようにこうしたことが不完全な診断に行き着くのか、どのようにこうしたことが深刻な限界をもたらすのか、どのようにこうした視野の狭い専門バカになるのか、専門家のセリフが何を言っていようとも、そう示される。

　どんな手順にせよ、それを手にするときに実験的な原理に基づき基礎が培われたものだけが、公平な判断と呼べるだろう。原理があやふやならばその手順は必ず失敗する。長い目で見ればそれ以外にない。従って、実践的な手順を私は願うし、私が現在目の前に提出しているように原理に基づいた判断がなされ、原理が底流となった手順を用いてほしい。

第3章

ゴルフをするときに
目をタマに置いていられない人

　さて、とあるゴルファー氏にご登場願おう。その人はプロに相談しても
うまく行かず、改善への視点が見られなかったとしよう。その人がプレイす
るのを見た後に、プロがその人に伝えることはいろいろあろうが、そのひと
つに、その人はボールから目をそらしてしまうから、その人がゴルフを上手
になるようにストロークを改善したいのならば、必ず目をボールに置いてお
かなければならない、と伝えていたとしよう。それで、そのゴルファーはプ
レイする時に何はさておき教えてもらったように指示を守ろうと試みるのだ
が、どれだけ努力をしてみても、その人はいやはや、ボールから目をそらし
てしまうのだ。

　幾つかの観点からこの状況の議論が可能だろうが、私としては、原理に
照らし合わせるように限定してこの章での考察を見ていきたい。その原理は、
教師の下す診断と指示に影響する基礎となるだけでなく、生徒の手順におい
ても基礎となり、その人が指示を運用しようと決意するときにかかわって来
るからだ。

　そうなるとすぐにいくつかの質問が沸き起こってくる。

　なぜ、そのゴルファーは目をボールからそらしたところを最初に据えて
いるのか、つまり、専門家はそうするべきでないと言っているのに目をそら
してしまうのはなぜか。

　なぜ、その人は目をボールからそらし**続けて**しまうのか、つまり、彼が
目をボールに**置く**と決めたにもかかわらず目をそらしてしまうのはなぜか。
なぜ「やろうとする」のに、失敗を引き起こす決定的瞬間が起きるのか。

113

どんな刺激が働くと、明らかに抵抗しがたい誘惑になり彼がボールから目をそらすことになってしまうのか、彼の欲求としては教師の指示に従い「やろうとする」ことがあるにもかかわらず、それに反して目をそらしてしまうのである。

こうした質問に答えるには、我々はひとつひとつの質問とその相互関係を見ていくしかないだろう。解答もひとつづつ密接な相互関係しながら、それぞれの質問と対応しているからである。

初めの質問から見ていこう。

このゴルファーがストロークをしようとするときに、この人はおなじみの習慣で行為を運用しおなじみの使い方で自分の機構を働かせているから、それではこの人の取る全ての行為がその機構において決められてしまい、ゴルフ技術の「目をボールに置く」やり方をとても重要な要素として知っていても、普段の機構のままで起きてくる調整によって目を使えば失敗するしかなく、機能するのも思うようにできない。ならば我々の結論として正当だと思われることは、この習慣的な使い方は誤った方向に行っているということだ。この事実は実際にインストラクターが認めるところで、インストラクターの言い分では自分の生徒がうまくストロークできず失敗ばかりなのはその生徒のせいであり、その人がボールに目を置かないからだとなる。

(註　もちろん、誤った使い方は他の部位にも及んでいるから、このゴルファーにもっと直接に生じている問題がきっとあると私は認めるが、ここで解説する目的として、誤った使い方の目というところを選んだ。なぜなら、(たいていの専門家も以前には自分がそうだったようであり)、目をボールに置くことができないという失敗はしょっちゅう見受けられるしぶとい障害であり、それでは適正なストロークはできないと専門家も異口同音に了解しているからだ。)

なぜ彼は目をボールからそらし続けてしまうのか、彼は教師の指示に従うつもり、つまり自分ではそのように「やろうとする」にもかかわらずできないのはなぜかということだが、その質問に対して、この人がやろうとすること全てで確認できるように、彼が「結果にあわてて行こうとする人・エンドゲイナー（end-gainer）」だからと解答できる。彼には独自の習慣があり、その習慣を直接用いて結果に向かおうとする「試行錯誤」計画を進めてい

る。もし、深い考えを持ってその時最適な手段を用いれば結果をうまく手に入れられるのに、そうはやれなくなっている。この段階で、特別な結果を視野に入れて彼なりに良いストロークをするつもりなのだが、その中身は、いざプレイになるとすぐに彼が始めてしまうお馴染みの動作になっていることを疑う余地がない。それは結果にあわてて行こうとして直接的に求めるやり方で、そのやり方には深い考えが及んでいない。どんなやり方で使えば自分の機構がうまく働くのか全般的に見て行けば、最良のストロークができうるのであるが、彼はそうしていない。従って、彼のストロークは自己流の習慣的な使い方で成され、この習慣的な使い方で誤った方向へ行き、そこに目の誤った使い方も含まれてきて彼はボールから目をそらすことになり、ひどいストロークを繰り返す。習慣的に結果にあわてて行こうとするやり方（エンドゲイニング）をこの人がやり続けていることは明らかである。そちらが優勢になっている限りは、彼の反作用で刺激に対して「良いストローク」をしようとしても、実際にはいつも同じ誤った方向に行きながら自分を使うことになってしまい、どこまで行っても、ボールから目をそらし続けるだろう。

この道筋（プロセス）が延々繰り返される。彼が良いストロークをやろうとすれば毎回、失敗を重ね続ける結論となる。たまにはまぐれもあるかもしれないが、これでは誰でもなんともやる気が失せるだろう。

（註　努力してもうまく行かない時には、それがどんな行為だろうと感情的にいやになるし、いったんそうなると、とうてい健全な喜びにはたどり着けない。この理由だけでも、努力して自分の先生の指示を守ろうとしているのにゴルフがうまく行っていない大方の人は、考え直してみるべきだ。自分の今までの計画自体を疑ってほしい。）

いつでもどこでも起きることだが、自分がしょっちゅう間違ってしまう人は、なぜそうなのか理由がわからないと余計いやになる。それにどれだけやってもうまく行かず、自分の教師から受ける指示が必要な度合いで確かな成果に繋がっていかないのであれば、ゲームをしてもますますつまらなくなり、だからますます感情的にいやになってくる。すぐにわかる事例として、その人がストロークを今まで以上に良くしようと一所懸命やっているのに、そうすればするほど古い誤ったやり方で自分の機構を使ってしまうことになり、何度やってもこの人は目をボールからそらしてしまう、そんな症例を挙

げている。

ところでどなたか以下のような提案をされるだろうか。繰り返し同じ体験で失敗ばかりしている人はきっと放っておいても自分で導かれて、そのうちうまくやれる別の原理を用いるようになるだろうというもので、のんきな提案だ。しかし、私が教えてきた経験では、このゴルファー氏の手法と手順のような観点で見ると、誰にも全く相違がないと示された。他の皆さんでも自分を誤って使っている人は、なんとかしようともがいているのに成功できず、欠陥を訂正できない。奇妙に映るかもしれないが、私にはいつでもそのように見受けられた。ある生徒が自分自身を誤って使っているときには、その人は他の全ての行動にも同様なやり方を継続してやっている。生徒自身の経験を通して、誤った使い方が指摘され、しつこくこの誤った使い方を続けるせいで失敗が引き起こされているとわかった後でさえも、同じように続けてしまう。

今紹介している事例だけが明らかな異常だということもできるかもしれないけれども、ここで私が紹介したいのは、何を底流としてこのゴルファー氏が困難に陥っているのかということだけでなく、他の多くの人もこのような困難に陥る経験をしているということで、皆さん一世一代のベストを尽くしている「つもり」なのに、そうやるからこそ、自分で自分をやれなくしており、何かを正しくやろうとすればするほど、自分で自分が間違っていることを知る羽目に陥る事態を示して、皆さんに説明している。

このゴルファー氏は、習慣的な自己の使い方で自分の機構を働かすやり方を全ての行為にわたって及ぼしており、単に、ゴルフがそこに含まれているだけだ。いつでも特定の知覚経験（感じ）を伴い、その人に慣れ親しんだものになっており、その感じに頼るから一生のあいだ引き起こされてきた上記の習慣的な使い方が起きている。もう少し詳しく言うと、そうしたやり方が親しみ深いゆえに、「正しく感じる」ようになってしまっており、この正しい感じにゴルファー氏はある部分安住しているから、過ちを繰り返している。それ故に、彼の感じで「良いストロークをしよう」とすると、彼がもたらす行為であるクラブを振ることは彼特有の誤った習慣的なやり方になるしかなく、やる前から、目をボールからそらすことが含まれている。知覚経験

としてこの使い方で起きてくる感じに慣れており、しかもそいつは「正しく感じる」からだ。

　もう一方の可能性として、彼が自分の機構に別の使い方を含み、自分で自分の目をボールに**置いておく**ことが持続でき、そういう動作でストロークができたならば、その使い方は普段の習慣とは全く正反対になり、従って、引き起こされる**知覚体験は不慣れなものになり、きっと自分では「誤った感じ」がするだろう**、ということになる。それはすなわち、彼が受け取るものに、知覚の刺激がない、特定の方向に行くということがない、と言い換えることもできうる。

　実際には、この人が受け取っているどんな知覚的刺激も、同じ方向に行くことを繰り返す慣れ親しんだ知覚体験になっており、だからこそ誤った使い方になっている。それがもたらされるのはひっきりなしの「精神的」と呼ばれる刺激のためで、その刺激が起きて来るのは彼が「やろうとする」からに他ならない。別の言葉では見かけのルアー（偽えさ）に慣れ親しんで、それが強すぎるあまり彼は捉われ、とりこになって自分の習慣的使い方が**正しいと感じる**中にいる。

　これはとりわけ驚くべきことではない。そうしたやり方を全人類が後生大事に受け継いで長年かけて助長させてきてしまったように、このゴルファーもどうしようもなく自分の習慣的使い方のまま何が何でも結果を得ようと必死で、その際の頼りの綱はお馴染みの知覚体験だから直情的な欲求になっていると見える。**この欲求というのは正しく感じるやり方を用いて結果を得ようとすることで**、それ故にそちらが彼の一時的な欲求になっており、比較としてもう一方には、彼の欲する適正なストロークがあるのにこちらは新しく未開発であり、発揮しようとも二次的な影響しか及ぼさない。そう証明されるのは事実に基づく。事実、たとえこの人が始める時には良いストロークをする欲求をもっていても、自分の欲求で繰り返される知覚体験を「正しく感じる」ように行動してしまうなら、その刺激で彼が動くと、自己の使い方が習慣的になるしかなく、そうして引き起こされるお馴染みの体験になるしかなく、しかしながら、この特定のやり方で使うからこそ、そのせいで彼の満足のいくような新しい欲求で適正なストロークをすることができ

117

'The Use of the Self'

なくなっている。

彼にやろうとする欲求があっても、自分のゴルフ教師が指導するように目をボールに置いておくのはまだまだ新しい欲求にすぎないから当然苦しみ、ましてや立脚点で、感じが徐々に減りながらその運用にあたることになり、どちらを強調するのか両者の間でわからなくなる。その第一の理由は刺激が起きてきても内側からやってくるものが無くなるから、つまり、もう一方なら生徒の内側からやってくるものがあるのに、新しいやり方にはやってくるものが生徒に無く教師側にあるだけだから、それから第二の理由に、指示の枠組みが何か生徒の誤った使い方をなくす修正になる、すなわち生徒の目の使い方の修正になるからで、我々がずっと解説してきたように、目こそが主要因として影響をうけ、何をするときも彼が余計にやってしまう大変難しい部位であり、その目において、生徒の欲求によって働かせてきた生徒自身の誤った習慣的な使い方と新しいやり方と衝突が起きるのは必至であるからだ。その衝突が今挙げた新旧二つの欲求の間で生じているが故に、動きは不十分になり、そのままの彼が自分の欲求によってゴルフ教師の指示に従おうとすれば、すべり続けるしかない。

（註　記憶しておいてもらわないといけないことがある。それは、この人が自分の欲求をもって教師に従おうとすればするほどそれがますます誘引となって、今までやっていたガンバリ方が増えるであろうことだ。実践的に確かめられたことは、自分でやろうとして勝手な解釈をしていると、自分の欲求に従って行動しているつもりで、既にやりすぎている筋肉の緊張を自動的に増加させてしまい、それを習慣のまま、もっと働かせて行為をすることになる。従って、やりすぎを減らせばはじめてうまくストロークできるのに、往々にして逆をやっているから、やりすぎを減らしていくなんていうことは延々と先のことになる。）

ここでは、彼が欲求のままに自分の結果にあわてて行こうとする手段が決定的に影響を及ぼしており、その手段を使うときに自分の機構に起きる動きを彼は、正しく**感じる**。しかし、そのやり方は目的に反している。それで、なぜ彼が目をボールからそらし**続けて**しまいストロークの失敗を繰り返してしまうのかという理由の説明が付き、もうひとつ、なぜ彼は失敗をどこまでも繰り返すような経験をしているにもかかわらず、「結果にあわてて行こうとするやり方（エンドゲイニング）」をあきらめず、新しいやり方へワーク

118

するように移っていかないのかという理由もわかる。

　さて、このゴルファーが誤った原理を基礎として努力し、ゴルフ教師の指示になんとか従おうとしているところを我々は見てきた。次に調査するのは、その原理である。その原理に基づいて、様々に成される指示があるからだ。

　生徒に指示を出す時、「目をボールに置いておくように」と言うからには、本来行くべきように進んでおらず、そのままの機構で生徒の目の調整がなされたらうまく機能しないと、このゴルフ教師は認識している。しかし、生徒が困難に直面しているまさにその時に、「目をボールに置いておくように」と告げることしかやれないなら、この教師につながった考えのないことが露呈されている。この有機体全体を通して間違った方向へ行く使い方がお馴染みの機構で発生していることと、目の動きが誤った機能になること、この両者の関係をゴルフ教師は見落としている。ということは、この教師の診断と処方箋は未熟であるし、生徒の有機体は全部でひとつとして働きどの特定部位が働く時も全体の働きから影響をうけている、という考えが欠落している。このゴルフ教師の診断は不完全のままだから、それ故に、生徒が先へ進むために役立ちたくても、彼の観点では限定された助言となっているのだろう。

　証拠を示すつもりになれば、誤った方向へ行きながら使うと人間の動作がどうなるかということについてあらゆる側面における事例が見いだせるだろう。ゴルファー氏が苦労している影に、我々の真に興味あることが潜んでいる。ゴルフ特有の難しさに限らず、誰でもそこら中で経験するところにある。一所懸命やっているのにちっともうまくいかず、間違いを訂正しようとしてもずっとダメで、様々な行動や動作を実行しようとしても満足にいかない、うまくいかないという人は誰でも体験している。

　書くことを進めようとするとすぐにやってしまう、この人がペンを取る際に不要に指を硬直させるところにも誤った方向へ使うという現象が見受けられる。そんな時、本来は指でやるべき動きをせずに、腕でやりすぎており、たぶん顔もしかめているだろう。ということはすなわち、そんな動きを肉体に培ってしまった人がそのままで様々な動作をすれば、腕か足のどちらか

一方あるいはその両方で、余計にやってしまうことができあがり、関連して、有害で不要な引き下げを喉頭で引き起こしてしまい、胸部の筋肉系で不要な緊張が生じることになる。ということはすなわち、彼は通常のやり方で歩いたり立ったりしている間ならば、その気になれば鼻呼吸もできうるであろうが、その一方で、その当人が本を読んだり歌ったりしゃべったりするときには、息継ぎの所で毎回「吸い込むように」口で息をしてからしか始められない。ということはすなわち、運動選手がアマチュアであろうとプロであろうと特別に努力して訓練を重ねた結果どうなるかというと、過度の緊張を筋肉系に及ぼし、首を固め頭部を後ろへ引っ張るという不要な動きを身につけてしまう。

皆さん、あくまでも一所懸命やられているのかもしれないのでお気の毒だが、この機構において引き起こされる動作をこの使い方で続ければ、全ての場合において、全体の動作を台無しにし、本来の目的に最大に沿う地点からはずっと離れたところに行ってしまうと明確である。

どんな形式で動作をするにせよ、ある機構で特定の使い方をすることに関連して、その先の操作に満足できるか不満足に終わるかが決定されると、今までの事例全てで紹介してきた。我々がどちらの方向へ使うのか、というところで結果は決められ、満足になるか不満足に終わるか、どちらかに分かれる。行く方向が満足なものならば、満足な使い方で機構が動き、有機体全体で働くと保証される。例えば、腕や手首や手のひらや足や目でも、満足に使える様々な部位が含まれてきてうまく行く。逆に、誤った方向へ行っているときには、満足に使えるように機構を動かそうとしても我々に指令はできない。まさにこの位置にある人がいる。件のゴルファーは目をボールに置いておきたい欲求があるのに、そんなことができない。

それでは、どうやったらゴルファーの困難に関われるのだろうか。そこである教師に堅い信念があり、考えが統合され有機体全体で育まれるような目的をもっていたとして、その教師の練習してきた教え方が、私の言う「その時最適な手段（means-whereby）」を用いた原理に基づいていたら、どうなるだろうか。直接的な手段によって部分のみを変える努力はしない代わり

に、その原理では、現場の状況から原因を見てとり、筋道を立てて熟考し、そこから間接的に進め、望ましい結果が得られるようにする。

　（参照として、「Constructive Conscious Control of the Individual、建設的に意識を用いて自己調整する、初版1923年」の第10ページから抜粋する。）
　（……この症例で不完全な協調作用（co-ordination）にある子どもと大人に対し、深刻な合併症が心的機構で生じていると言えるだろう。言い換えれば、これでは機械的な働きが有機体において構造的にうまく行かないからそれ故に、様々な合併された支障をきたすことが避けられない。
　もう一方で、満足な協調作用でうまくいっている子どもや大人における機械的な働きは、有機体において様々な支障を構造的にきたさないし、複雑に動く。いうなれば、現場にある諸要因や方法が絡んでお互いに影響し、（まるで自動車という機械に各種の部品があるように）、全部が動いても、（自動車が動いたり、他の機械が正常に作動するように）、まとまった無駄のない動きとなる。つまり、複雑な心的機構の構造によって、心身の動作が満足のいくようになされるかどうか、ことの次第が決る。複雑であっても、機械が故障していなければ機械的な働きに支障は出ない。）

　初めに、件のゴルファーが良いストロークをやろうとしても失敗ばかりでダメになる理由を、誤った方向へ習慣的に使って機構を働かせているからだと、その教師は診断するだろう。特定の欠点をあげつらうことからはしないし、例えば、目をボールに置けないことなど指摘しない。ここで、目をボールに置けないのは全体が誤った方向へ行くことにおける単なる一症状にすぎないし、だから、どんなに想像をたくましくしても目だけに良いストロークができない原因があるとは断言できないと、この教師はわかっている。そして、生徒がストロークの動作を始めるその瞬間に誤った使い方を引き起こしているとわかり、生徒が習慣的に何かをするときいつも全く同様にその誤った使い方をやっていて、だから最終的には予防したい動作であるのに、目をそらす行為をやっているところをこの教師は観察するだろう。生徒が支障を来たしている原因の元をたどれば生徒自身の「誤ったやり方」があ

るということを教師は理解するだろう。

　この教師はこういった線に沿って診断しながら、この支障に対して解決策にはなりえないやり方も理解するだろう。どんなところでも単に特定の部位にくだされた指示では、例えば、ボールに目を置くよう生徒に指示しても、それだけでは無効になるとわかる。どんなものでも生徒が「意志力」を及ぼしていて、その意志力のせいで自己の使い方が誤った方向へ行っている場合には、誤った方向へ努力する以外にないと、この教師は気づいている。

（註　最近のことだが、とある教授連中が私のレッスンを観察したいといって、女子学生を連れてきた。この学生の改善していくところに二人の先生は大変な興味を持っていた。というのも、「FM君、彼女ならまったく支障がないはずだよ」と教授、「この人は本当に望んでいるし、君を手伝いたい意志力でいっぱいだからね」と、彼女ならきっとすぐに上達するはずだとおっしゃるのだった。「なるほど、」私は返事して、「それこそが災いの元凶、『やろうとする』ことでしょう」と言った。連れの学生はわなわなと両手を上げて実に嫌そうに、「たとえ間違いといわれても絶対に、努力して『やろうとする』ほうが、そうしないよりもずっと良いに決っています」と叫んだ。
そのおかげで、「何か間違っている」ことの中身が私に了解できた。誤った方向でどこか違うところへ行ってしまうことだ。もっと刺激を増やして『やろうとする』ことこそずっと有益であると女学生は本当に主張したかったのだろうし、たとえそれではますます余計なエネルギーを出さなくてはいけなくなり、そのうえ誤った方向へ行くしかなかったとしても、彼女はそう思っていた。しかしここで、度合いではない、と私は示そう。どの程度の分量を「やろうとする」か「試してみる」かということではなくて、大事なのは、どの方向にやっていく道程を取るかということであり、あるやり方でエネルギーが進む方向、その方向によって「やろうとする」ことや「試してみる」ことが、有効になるかどうか決まると言おう。）

　その結果、生徒がある指示に従おうとして一所懸命がんばって、それをもっとうまく「やろう」とすればするほど、ますますこの生徒の使い方は誤った方向へ行くことになり、ますます目をボールからそらしてしまうだろう。そう考えれば、見つけなくてはいけないやり方があり、それを教えるならば、生徒が生徒自身でやっている誤った方向を止めていく手法になると、この教師は結論するだろう。生徒が結果にあわてて行こうとして、良いストロークをしようと思った瞬間にこの誤った方向が開始すると教師は観察したので、明らかに、教える最初の一歩はまず、生徒が「良いストロークをしようとがんばる」のをやめてもらうことになるだろう。生徒が何であれ即座の

反応を刺激に向けて良いストロークをしようとすれば、いつでもそのやり方は誤った習慣的使い方になるしかないことと、しかしそこで、生徒が予防的にこの即座の反応を抑えれば同時に誤った方向へ使うことは予防され、誤った使い方で進んでしまうからこそ邪魔されて結果を得られなかったやり方が生徒自身で抑えられることを、教師は説明するだろう。教師が生徒に印象づけたいこともいくつかあるだろう。生徒が今までやってきた良いストロークをしようとするやり方全てについて、**初めに一番大事なことは具体的に予防することであるし**、抑制し、誤った習慣的な方向へ使うのをしないでいられれば、残された道筋はくっきりとし、生徒が内側から新しい方向へ使うような機構を築けるように教師は手伝うだろうし、やっていくうちに体得してくるその時最適な手段（means whereby）のおかげで、だんだんとボールに目を置いておくこともできるようになり、従って、適正なストロークになる。

　さて皆さんのより深い理解のために、その時最適な手段（*means whereby*）という原理を見ておこう。教師が粘り強く目指しているのは、この原理に基づいて人間有機体が統合された使い方で働くことであり、この原理を論拠として教える方法にしている。皆さんがそこに認めるに違いないことを挙げよう。例えばゴルフのストロークのようなものでさえ、望ましい結果をどんなやり方で達成しようとしても、言い換えれば、どんな動作で行為をしようとも、そこに特定の方向が含まれており、その行為をする前に一連の準備的動作があり、その準備的動作の方法はその時の有機体におけるその時の機構に由来する。あるやり方で使えば、特定の機構において特定の方向へ行くから、その行き先を満足に達成できる望ましい結果のほうへ向けることもできる。そして、その方向へ行く特定の使い方をするときは、一連の準備的動作からずっとある方向へ向かい続け、間違いなくお互いが関連しあっているだろう。

　一方もしかして、どこかの地点でこの一連の連鎖で進んでいる方向が乱れて、誤った方向へ使われてしまうと、その後に続く一連の動作は全部間違った所へ行くしかないから、結果は達成されず、望んだようには行くはずがない、（例えば、件のゴルファー氏はうまくストロークができなかった）。

'The Use of the Self'

今日において、人類が行く方向に用いている機構（メカニズム）はほとんど非理性的で直情的になっており、それゆえに、こうした直情的な方向へ導かれる誤った使い方になっており、このつながりで成されている準備的動作のままでは、どんな結果を得ようとしても、一連の直情的な方向へ操作され誤った使い方の機構を経るから当然、一連の誤った動作がもたらされている。

（註　参照として、「Constructive Conscious Control of the Individual、建設的に意識を使って自己調整する、初版 1923 年」の第 264 ページ。
訳注。本文中にはそうあるが、訳者の手元にある英文の当該書は 239 ページで終わっている ??）

こうした事実を論拠にして、教師が「その時最適な手段（means whereby）」の原理を用いて構築すると、生徒は新しい方向へ行きながら自己を使うようになる。教師との練習によって生徒に認識できてくることは三つある。一連の準備段階での動作はそれ自体が手段でもあり結果でもあること、従って孤立した結果のみ取り出そうとしても無理なこと、そうした動きが協調（co-ordinate）しながら動作が生じてくると「全部が一緒に、ひとつずつ順番に（all together, one after the other）」動くことだ。

（註　その例として、戦闘機から機銃掃射する所を挙げよう。機械は協調作用（co-ordinate）される。弾丸ひとつづつで発射時間が調整され、1 分に 1500 回転あるいはそれ以上というプロペラ翼をすり抜けていく。）

教師が生徒に伝えたいのは全体性を保つことである。全体というのはこうして連係している一連の動作のことであり、行く方向を出して必要に応じて最初の動作を成し、最初の動作を続けながらこの動作に**一致する**ように行く方向を出して必要に応じて二つ目の動作を成し、というように綿々と続けながら、一連の準備段階全てにおいて動作につながりを持ちながら連続し、最終的な結果にたどりつくまでこの方法で安全にやること、これを教師は継続しなければならない。

実際このテクニークは何なのか、「その時最適な手段（means whereby）」の原理を運用して訓練し新しい満足のいく方向で使うためにはどうすればいいのかと、もしかしてまだ疑問に思われる方もおいでかもしれない。

ところが、当テクニークの概略以上のものをここにもっと記述してお知

らせすることは無理だ。知覚の体験が生徒に生じるように練習して、必要と
される新しい方向へ行きそれで使えるようになるところまで伝えるには、書
いても話しても言葉だけでは足りないからであるし、詳細に至るまで同じ別
の例では、プロのゴルファーが居て彼が生徒に与えることのできる知覚の体
験があったとしても、生徒が自分で抜群のショットをできたと自身で体感す
るまでは、それは伝わらないだろう。それでも、本書の第1章にお戻りにな
ることをあえて読者にお勧めしたい。私が実験の数々から得た発見をそこに
描写したし、ごらんになって、プライマリーコントロール（初めに起きる大
事な調整）を使う自己があり、上手に治める働きが全ての機構に及び、その
ように調整していけば、複雑な人間有機体はずっと扱いやすくなることを
知っていただきたい。

　このプライマリーコントロール（初めに起きる大事な調整）とは、ユト
レヒト大学の故マグナス教授が「中枢調整（central control）」と呼称した
もので、この拠り所は、特定の使い方にある頭と首の関係に始まり、そこか
ら影響して残りの心身に特定の使い方が及ぼされるという自然現象のことで
ある。

　となると、いったん生徒が抑制し、直情的なやり方で方向を失い誤った
習慣的な使い方が生じるのをさせなくした地点で、教師が始めなければなら
ないことは、筋道の通ったやり方で新しい使い方を構築するように生徒に最
初の方向を与え、プライマリーコントロール（初めに起きる大事な調整）の
確立へと向かうことだ。その時に、その生徒が進んで行く方向と教師が手技
を使ってもたらす方向と、互いに応対して**共同で働く手順なら安全に生徒に
届き、生徒は新しい経験ができ望ましい使い方をするだろう。**

　この経験は、しかしながら当初は不慣れなものになり、慣れてくるため
には反復練習が要る。

　次にこの教師が生徒に与える第二の方向があるが、その時には生徒は**初
めに生じた方向を続けていなければならず**、やりながら生徒は第二の方向を
出し、同時に教師はそこに応対するように行動する。このように共同で働く
手順なら再び安全に生徒に届き、また新しい経験になりそのように使うのが
望ましく、そしてまたもやこの新しい経験は、当初はふたたび不慣れなもの

であるが、繰り返していけばだんだん慣れてくる。

　この手法による手順をしっかりやっていくと、二つの方向と共同作業がお互いに結びつき、合流しながら進行する。もしもっと先の方向へ進むとしても、それまでと同様に共同で手順が進むように運用されなければならないし、使い方が変わるように要求される。

　教師と生徒がこの線に沿って一緒になってワークを継続しているかぎり、脇道に反れることはありえないし、両者の取る手順が「その時最適な手段」であるならば、やっていくにつれて、生徒は望ましい方向へ使い自分の機構を働かせるやり方を確立できる。それにしても、この手順は反復練習するしかなく、この経験が起きるのに慣れてきて新しい満足のいく使い方でしっかりどんな動作もやれるようになるまでは相当な時間がかかる。

　この段階に達してやっと了解されるであろう。生徒の使うやり方に小さな改善が生じ、それが積み重なって、あきらかに改善されたやり方が生徒の標準になるころには、機能も改善されており、そうなれば望ましくない特定の症状、例えば不満足にしか目が使えないことなどは消え去って、**道筋から消失している**。件のゴルファー氏の場合では、目をボールに置いておこうと思えばそうやれるようになっており、新しく信頼できる「コミュニケーションの線」に沿うように土台ができており、もはや何を「やろう」としても最終的には彼にはできるとそこで保証され、彼の「やろうとする」やり方が効果的になったということを意味する。

結果にあわてて行こうとする人（*End-gainer*）には難しい
その時最適な手段（*Means-whereby*）とは

　この道筋が体得できるまでにあまりにも時間がかかりすぎると普通の人には思えるせいであろうが、反対意見をしょっちゅう聞く。**もしかして仮に**、その方法でやれば例のゴルファー氏でさえもうまく行く、そんな別の方法が見つかったのなら、私も認めよう。目をボールに置いておくことができないのだが、その彼が自分の欲求を抑制すること、つまり、今までのやり方で「良い」ストロークをすることをやめるのに、道筋をたどることなしに、自

己を誤って使うことをやめないでいながら、なおかつ、彼が目をボールに置いたままでいられ、そうやって適正なストロークができる方法が仮にもあればという話だが。

(註　応用すれば誰にでもどんな他の障害にも当てはまるようで、とあるゴルファーが自分のプレイで経験することはこのようにして生じているわけだ。)

　しかし、私が生徒に教えてきた長年の経験からすると、生徒が自分を誤って使っているときには、誰一人として、今まで一度たりとも抑制できたのを見たことがない。こうした不満足な使い方が変化するまでは、欲求のおもむくまま結果にあわてて行こうとするやり方はなくならなかった。もっというと、その時最適な手段で自分が変化できるとわかり、不満足から満足のいく方へ有機体の使い方が変化し機能が移るように、この手段を用いれば間接的に克服でき自分の特定の症状がなくなると気づいてからでさえ、彼らの欲求のおもむくまま行けば、結果にあわてて行こうとして直接的にやるやり方が強くなりすぎて、ほとんど「その時最適な手段」を利用できないし、自分も教師も満足できるようにはできず仕舞いになる。

　この事実から、ぜひ皆さんの記憶に留めてもらいたい重要なポイントに私は導かれ、それはすなわち、**誰でも不満足な使い方で機能する段階にまで到達してしまうと、その人の習慣で「結果にあわてて行こうとする（End-gaining）」やり方が必ず妨害要因になって、その人がやることなすこと全てにおいて、うまくやろうとしてどんな教授法を受けようとも無駄だ**という点である。よくあるナントカ教授法というものは、この妨害要因に対してどの領域からも関与できずにおり無力であるばかりでなく、「結果にあわてて行こうとする」やり方を助長することさえ実際にありがちだ。

(註　この批判があてはまるのは様々な手法における教師、全てのスポーツや試合・身体的な修養・ユーリズミックス・ダンス・歌唱法などの教授陣を指す。)

　さて、件のゴルファーにある指示がなされていた。目をボールに置いておくように、という物言いを我々は描写したが、これこそ典型的に見られる細部のみの指示であり一般教師連中はよくそんな言い方をするし、生徒を助

けるために特定の症状を無くそうという目的はあるのだろうが、しかし実際
は、この指示が刺激として生徒に働けば、その人は今まで以上にがんばって
結果にあわてて行こうとしてしまうから、そうなるとその人はいくら努力し
ても誤った方向に進むしかなく、以前よりもっとひどくなるだけだと我々は
ずっと見てきた。

> （註　仮定の話だが、**すぐさまに改善して生徒が満足の行く方向へ行きながら使い機能す
> る状態が彼の有機体全体にいったん行き渡ることがあったとしても**、この生徒の習慣で結
> 果にあわてて行こうとするやり方がしつこく動作に現われるだろう、というのも彼はその
> 動作を練習させられ自分には以前からの慣れ親しんだ使い方になっているせいで、例えば、
> ゴルフのストロークをするときにどうなるかというと、次のストロークこそと思った瞬間
> に、古い習慣で誤った方向へ使い目をそらしボールを見ずにひどいストロークを再び、彼
> はやってしまうことになるが、本来は、自分の新しい不慣れな方向へ使うべきところであ
> る。）

　教授法の基礎に「（Means whereby）その時最適な手段」を用いている場
合でさえ、結果にあわてて行こうとする癖（End-gaining）があまりにも深
くまで染み付いているために深刻で困難な問題が生じて大変であり、という
のも、この難しい問題を克服しようとするならば、教師と生徒の双方で一歩
ずつ相互作用しながら進む手順を用いて、もっとも単純な動きに対してさえ、
私が組み立てたようにしっかり厳密にワークの原理を守る、すなわち、その
時最適な手段を継続して連続した行動をずっと考慮しつづけながら、ずっと
やりながら、ある結果が満足に得られるまで続けるしかないからで、まず最
初に、結果そのものは重要な動きではないと見なされていなければならず、
しかしその一方で、最初から動作は継続して方向付けされ運用されていな
ければならないし、ということは、**ずっと継続されている**準備的な手段が次
の段階に移っても、ずっと継続しながら、その次の動作に移っても継続して、
また次の動作に移っても継続して……というようになされなければならない
からだ。
　私が今まで教えてきた中で経験して来たことを見ると、大きな障害物が
邪魔をして生徒がこの計画に協同（Co-operation）できないでいるときは、
彼の考え方が障害物になっている。というのも一方で、生徒が理解して「知
的に」原理をおさえ、この原理が源流となって「その時最適な手段」を支え

ていることにしっかり同意できている場合は、その生徒はほとんど問題なく具体的にワークを実践していけるからだ。

（註　ここに示した信念はきっと読者の方々と共有できるだろうし、了解を得るだろう。ワークによる実体験をしたことがなければ、「その時最適な手段」の原理を用い、統合されるように「肉体」と「精神」の過程を実践する意味を体得することは誰にとっても難しいからだ。）

　生徒が「知的」な概念として、「その時最適な手段」を手順とするには何が必要なのかを思考することから始めても構わないし、それはそうなのだがしかし、ある瞬間にふと、どんな動作にせよやろうと思っただけで、その人に起きてくる手順はその人の習慣的な「結果にあわてて行こうとする」やり方になってしまい、その人は**すぐに「やろう」としてその動作を習慣的に正しく感じるように進めてしまう**、と私の経験では見受けられた。それまでに私が何度もその人にデモンストレーションしているにもかかわらず、感覚的な評価にその人が依存したまま「知ったかぶり」して、その手段で正しいか間違っているかを決めているようでは惑わされるばかりであるし、その人の感じで自分を正しく使って結果を得ようとすれば、つまり、そのやり方は実に間違っている。

　こういう生徒の場合、「その時最適な手段」の原理でワークをやり続けることは、ワークを通して人生の癖に逆らうことを意味しており、生活上のどんな癖に対してもそれにワークする原理が逆らうことになり、これはまったく困難で、（ワークしようという人は誰でも自分で見つけるだろうが）、やっていくうちにワークを正反対へ、「結果にあわてて行こうとする」癖に逆らってやらないといけない時に、この困難は途方もなく増加する。この癖と、間違った習慣で使うと正しく感じることと、双方非常に隣接して絡み合いながら一体化しているからだ。その一方でこれを手放すことは、今までの生涯でやってきたお馴染みの癖で使うのを手放すことであり、代わりになる新しい使い方を継続してやっていくのだが、それは間違った感じがすることを意味する。

　それ故、私に断言することがあり、それは仮にどんな癖でも「結果にあわてて行こうとする」癖が確認され、それを変化するように仕向けるのなら、

単に癖をどこかへ移動するだけに終わらせないで、必ず必要なのは生徒に特殊な体験を与えることである。初めは至極単純な動作からでいいので、

(1) **ある刺激を受け取ってある結果を得るために、あえて反作用を避けて、それをやらず**、そこで抑制し、習慣的な反作用で不満足な癖を使うのをやらないまま、

(2) 進むべき方向へ行きながら新しくより満足のいく使い方へ導けば、生徒は適正な順序で最初の大事な動きから2番目3番目というように「全部が一緒に、ひとつずつ順番に」動き、既に解説したように、**生徒に馴染むように教師は同時進行で手技を用いて新しい知覚経験を手伝う**。その新しい知覚が生じるのは新しい使い方に関連する。

(註　再び読者に印象つけたいところで、こうした新しい知覚経験に初めは、間違っている、と感じる。)

　この手順で少しづつ改善され、生徒の感覚的な評価は徐々に変わっていき、やっていくうちにずっと気づきを持つようになり、間違った自分の習慣的な方法で自分を使っていることがわかってくる。そうなれば引き続き、この増えていく**気づきを伴いながら、生徒は自己の使い方がより改善し、感覚的評価はずっと改善され、そのうちにしっかりと基準ができて自己の内側でわかるようになり**、そのうちに過ちも改善方法も両方にどんどん気が付くようになって、自分の使い方だけでなく標準的な自分の機能もわかってくる、それが一般的だ。

(註　改善された使い方になってくるとその人は気づきが深まり、例えば、胸部で伸張や収縮をしているとわかる、ということは、どのくらい胸部の可動域があるかもわかる。信頼して知覚の登録ができることがまず必要で、そうなれば誰でもどこまでも変化を続けながら、不満足な状態から満足な状態へ機能するようになっていく。)

　自分の使い方から手段が生じ、それで反作用して全ての刺激に応じているのだから、その人の機構が改善された使い方で働くのと同時に様々な部分も一緒に調整されて、その人の有機体はつながって動き、そうやって改善が広がれば、刺激がどんな局面にあってもその人のやり方で反作用して動作できるようになると、明確になる。

第3章　ゴルフをするときに目をタマに置いていられない人

　こうした改善に必ず含まれることがある。結果にあわてて行こうとする手段（エンドゲイニング）は我々の構造のとても深くに根ざしているが、根絶したい習慣とはこのことであるし、そこで代わりに、原理に含まれる「その時最適な手段」を手順にして、このワークを続ければ、改善されたやり方で反応するように刺激を用いそうやって結果を得ることが可能になる。

　この章では、どんな刺激に対しても調整できるやり方で反応する、そうした手順を用いたいならば、必ず立ち向かわなければならない悪癖があり、私が概略を示したように、それを成し遂げるために当テクニークでは意識的な方向へ自分の使い方をもっていくように再構築すると、明確にした。これはきっと誰にでも気に入ってもらえるに違いないし、興味をもって教育を最大幅で実感されたい方に是非ともお勧めしよう。

'The Use of the Self'

第4章
吃音の人
ど も り

　次に、ある症例を持った男性を描いてみるが、言語障害、が現れるということで私のところへ送られ助言と手伝いをしてほしいと言われた方だ。その方の身の上話しでは既に受けてきた訓練があり、そちらの指導者は発話全般の不具合を扱っていたようで、生徒さん自身は継続して、一所懸命に言われた指示どおりに言われた訓練法を実践してきたとのことだった。おいでになった方は過去ずっと特別に難しい発音があり、その音で舌と唇をうまく使えず、とりわけ連続したTとDで困難だったからと上記の訓練をやり、訓練自体はうまくやれるようになっていたが、しかし、それにもかかわらず以前と変わらず普通の会話で吃音になり、特に急いだり興奮したりすると全然ダメだという次第だった。

　私の日ごろの風習で、新しい生徒さんがいらしたときに私はとりわけ気をつけて、部屋に入って椅子に落ち着くところまでのやり方を観察したが、すぐ明らかに、この方全般に見られる自己の使い方は普通に害になる以上に、たちの悪いものだとわかった。この人が話すときにもひとつ私の気になることがあり、それは、誤った使い方で彼が舌と唇を動かして特定の不具合が出るときに、頭と首にも誤った使い方は現われ、その動きに含まれる過度の圧迫が喉頭に見られ、過度の緊張が顔面と頚部の筋肉に見受けられることだった。それだから私は指摘し、彼の吃音は孤立した症状ではないこと、つまり、発話に該当する器官に誤った使い方が限定されて生じているのではなく、しかしながら、関連して他の症状が存在するように、誤った使い方と機能は他の部位にもあって、彼の有機体全部で起きていることを示した。

　それでも、この人はそれを疑ったので、私は説明を続け、自分には論証ができるほど体験があり、どの吃音者でも私のところへ来て助けてほしい

第4章　吃音の人

と望んだ方には、「どもり」が身体のあらゆる部位に及んでおり、舌と唇以外にもいろいろな面倒が起きていると示した。私は、「大抵の場合にこうしたいろいろな不調は残存し、観察もされず無視されておりますから、将来において誤った機能が外部に現われて、それ自体が形になっていわゆる「身体的」か「精神的」な病気になるまで放っておかれるでしょう。貴方の症例では、吃音が干渉をして仕事が進まず、お友達との交流が邪魔されているようで、そこまで行けば無視するわけにもいかないのでしょうが、一方でもしかすると、これは祝福されるべきことかもしれませんし、あなたが気付かないではいられなくなった良いきっかけとなったのだから、手遅れになる前で良かったと思われませんか、というのも、他にもっと深刻な病気が出て、私が指摘したように、時を経るにつれだんだんと傾向が増しずっとひどくなって行ったかもしれないのですよ」と言った。私は念を押して、自分の長年の実践と経験から、困難な性癖が人に起きて、吃音となっている場合に確信できることがあり、吃音とは一つの現象にすぎず、つまりとても興味深い特別な症状が全般的に数多く見受けられているところのひとつであって、別の言い方では誤った方向へ使っている心身統合体の機構に現われている一症状にすぎないと伝え、それだから、この人を生徒として引き受けるにしても、自分自身に準備ができて私と一緒にワークする基礎ができるまでは、私に望めないということと、一方で、この誤った方向へ使うのを修正しながら全般に改めて、そこを初めの大事な一歩として自分で自分を救済し発話するときの不具合を克服するつもりになれば、お引き受けすることも伝えた。私には彼と確約できることがあったが、しかし、それにはまず彼が決意をしてから私のところに来ることが大事で、そうすれば私がうまく特定の変化を起こすから、より良いやり方で使うように彼の機構は動いていき、変化して改良が起き同時に機能が彼の有機体で向上していき、それでようやく吃音が傾向として道筋（プロセス）において消滅に向かっていくと示した。彼はこうした点を了解し、決意してからレッスンに来た。

　さて、私の経験を通して吃音を見てみると、例のゴルファー氏の傾向でどうしても目をボールからそらしてしまうやり方のように、それは習慣的に誤った方向へ使う機構のせいで起きており、ということは、不具合を矯正す

133

'The Use of the Self'

るなら、どちらの症例でも基本的に同じ問題に携わっていくことになる。例のゴルファー氏と同様、吃音者に必要なのは、この習慣的で誤った方向へ自分を使うのを変更しもっと満足のいく方向へ行き、新しく改良された使い方をすることであり、変化が起きる方向へ続けて構築していき、上手に安定することであり、つまり、この人がうまく実践的にある手段で克服できて、自分独自の困難を発話から無くす前に、そうしたことができている必要がある。

この生徒の症例では、それゆえに私はまず指摘することから始め、この人が様々に表している症状は誤った習慣的な自己の使い方に拠るものだということを知らせ、そのうちで一つ顕著なのは過度の筋肉緊張であり、それをこの人が癖でやってしまうから自分の有機体全部に影響しており、いつでもそれをやって発話しているということを示した。このように極度の筋肉緊張が障害をもたらす要因になれば、そうした機能が彼の機構全般に現われてしまい、それではもはや舌や唇を満足に使って動かすのも不可能であり、従って、このままの彼が試みていかなる特別な努力によってする「つもり」になり吃音なしに話そうとしても、それをすればするほど確実に彼は、既にやっている過度の筋肉緊張を増やしてしまうから、それでは、自分のほしい結果から離れるいっぽうである。

その理由を彼に説明したように記すと、彼には話し始める前に自分で起こしているある度合いの緊張があって、彼特有の習慣的な使い方のせいでそれが引き起こされており、その緊張があると彼の**感じでは話せるような気がするから**それをやっており、すなわち、彼は自分で決めてその瞬間を自分に起こしてから発話するわけだが、内実は、彼の**感じによる**命令で自分を使う機構を最良にしているつもりになっているだけであり、そして、この瞬間を分析すると、彼は感覚的評価（唯一の道案内として彼が所有していたもので、まるである度合いの筋肉緊張が必要であるかのような感じ）を自分に登録し、この度合いの緊張を「正しい」こととして刻みつづけ、この緊張を習慣的に働かせて発話にのぞんでいるから、それ故に最終的に、吃音するやり方を自分で慣れ親しんだものにしていると私は示した。

不幸にも、慣れ親しんだ分量の緊張が自分に「正しく感じる」から、それが不必要な動きを引き起こし誤った使い方で機構が働き、そのせいで吃音

第4章　吃音の人

が症状として現われているのであり、それ故に、私は彼に強い励ましを送り、自分がやっている事の始まりから「感じ」に気をつけるように、彼がその感じに依存して自分を使うと正しく発話できるような気がしたとしても、実は、信頼に値しない登録を筋肉の緊張に刷り込んでいるだけであり、従って、あなたはここに絶対依存してはならず、これを道案内に試みて発話するのをやめなければならない、と知らせた。一体全体どうすれば自分で予期をして、自分の感じに拠って緊張の度合いを測り、自分が働かせるべき分量の緊張だけを用いて発話することができるのかと、続いて彼に尋ねた。必要な緊張はしているとして、その時の自分は不慣れな感覚的経験で発話しているのに、それが前もってわかるのか、と訊いたのだ。彼にそんなことはできないと明らかであり、まだ経験もしていない知覚に対して「知っている」と言えるはずがないし、それに、感覚的な経験をしゃべっただけでは伝えることはできないから、私にしても口頭だけで彼に伝えることはできず、つまり、発話するときに緊張が減っており吃音なしでやっているその状態は、彼に不慣れな知覚体験になるだろうから、いくら前もって話しても、知る事はできないだろうと伝えた。彼を納得させる唯一の方法があるなら、実際に、発話する際に筋肉の緊張がずっと減って行きながらやれると彼に実体験してもらい、この不慣れな体験を通してわかってもらうことになろう。

　その結果へ向けて私が採用した手順を、例のゴルファーが目をボールに置いていられなかった症例に対して改善策を講じたのと同様、全く同じ原理に則った基盤において、私の生徒に寄与する目標は、まず初めに実体験を通してうまく働きかけ、意識的な方向へ新しく改善された使い方が生じ彼の機構全般で進むことであり、それから次に、この実体験が**継続して働き続け、この意識的な方向へ使いながら**、その機構が関わって発話する動作がますます良いやり方になり、どこまでも目的に沿うようにやり続けることだ。

　私は開始し、彼に対して、

(1) 特定の方向を与え、それで抑制し、誤った習慣的な使い方を自分の機構でするのをやめさせ、続いて起きていた過度の筋肉緊張を止めさせていくようにしながら、

(2) 特定の方向を与え、それで働いて、プライマリーコントロール（初め

に起きる大事な調整）が導かれ、新しい改善された使い方になり、続いて起きる必要な分量の筋肉緊張でやれるようにした。

それから、彼に依頼して上記の方向性を投影するようにしてもらいながら、同時に私は自分の手を用いて新しい感覚の実体験を彼に与え続け、それを通してこうした方向へ対応する使い方が生じるとわかってもらったが、なぜかというと、彼の感覚的評価において信頼できる部分が生じてくるような関係を基盤に据えれば、彼の機構で新しい使い方が生じて徐々に回復するほうへ向かうかもしれないし、この手法によってゆっくり時間をかけて得られる登録を用いていけば、必要な分量の緊張もわかってきて、そうやって発話するようになるかもしれないから、そこで初めて以前と異なり、過度の分量を緊張させ吃音を引き起こしていたやり方ではなくなるからだ。

私はこの手順をとことん続け、繰り返しこの新しい知覚体験で使うように指導し、何度も十分に私が正当であると思えるようなやり方になるまで、彼の解放を試みて、彼自身の新しい「その時最適な手段（means whereby）」がうまく働くようにしながら、子音で特に難しかったものを発話してもらうなど単語を発音してもらった。

種々ある教師の技術を私がすべてここで詳細にわたるまで著し、私の生徒にうまく働くようにやっているこの現場を完璧に記すことは不可能であるが、なぜなら、自然とその場に応じてひとりの教師の技術は詳細が変化するものだからで、特定の必要と困難に対応するにはひとりひとりの生徒に合わせてやっていくことが要るからだ。しかしながら、今まで読んでこられた読者の方々は、私がどれほどの困難に出会ったか、私自身の当初の企てで、新しい「その時最適な手段（means whereby）」をうまく働くように用いて朗誦しようとした時のことを思い出せば気が付かれるだろうが、いうなれば私の生徒は筋金入りのまさに「結果にあわてて行こうとする人（end-gainer）」だったので、我々はある種の困難にここでも直面していた。

初めたばかりの頃、この新しい段階へと我々が一緒にワーク（work together）をするにあたり私が彼に念を押したことがあって、それは、どれくらいムダをやってきたか、彼がうまくやろうというつもりでこの時点までやってきたことは自分の癖にすぎず、結果にあわてて行くことを「正しくや

第4章　吃音の人

ろう」とするからずっと妨害をし続けただけと示し、それで彼に警告し、そのやり方から降りない限りは、発話の困難に立ち向かおうとしてうまく自分で新しい「その時最適な手段（means whereby）」を用いようとしても、ほとんど機会は訪れずそれはできない相談だと伝えたが、なぜなら、この決定的瞬間（the critical moment）に難しい言葉を言おうとすると、彼は依然として直接的に結果を求めていたし、従って「正しく感じる」ようにその言葉を言おうとするやり方をやってしまい、これでは元の木阿弥で、彼は古い習慣的な使い方で発話し続け、当然吃音になっていたからだ。

　なんとも困難である、こうしたたくさんの実例が示しているように、生徒さんがこの警告に気をつけて実践で生かすのには大変な苦労がいった。私は何度も何度も強力に、毎回この生徒に音か単語を上げるときにそうやって、常に抑制し、この方の古い習慣的な反応では私の要求に応えないでもらい、試みをやらず、この音や単語を今までのようには発音せず、そうやってある時点までしっかり時間をかけ、思い方がわかって働き新しい方向へ使い、彼の決意で最良のものとして自分の目的にかなうようになるまでは、そのように励まし続けようとした。彼はそのように同意したはずなのだが、しかし、何か音か単語を発音してもらおうとするとすぐに、彼は抑制に失敗し、彼独自の反応で私の声という刺激に応えようとするから、全部忘れて、新しい方向へ行くようにお願いしていたことなど何所かへふっとんでしまい、即座に音を復唱しようとすればもたらされる必然として、あっという間に優勢になった自分の古い癖で使い、そうすると引き起こされる極度の筋肉緊張になり、それが**正しく感じる**のが彼だから、吃音は今まで同様にひどいものであった。

　　（註　読者に勘違いしてほしくないので記すが、この困難は特別にこの生徒に限られたものではない、要するに、どの生徒とも似たような経験が起きていたと主張しておきたい。「結果にあわてて行こうとするやり方（end gaining）」が普遍的な癖として存在しているときに、そうではないなどと、どのようにしたら言えるだろうか、いや言えるはずがない。）

　まとめると、彼はまさしくこの欲求で「正しく結果を得ようとする」からこそ挫折し、結果が得られない。

　私の経験においては、どの吃音者もこの癖で反作用し急ぎすぎており、

137

そうやって刺激に応じれば常に引き起こされる感覚的で信頼に値しないやり方になり、そこに過度の筋肉緊張と誤った方向へのエネルギー利用が見られるが、それにしてもこの生徒の場合では、前任の教師の勧めに従って吃音を「治療」しようとしたせいでこの特定の手法を取りつづけ、この癖で結果に直接あわてて行くように試みて、「正しく感じる」ようにそれをやり続け、一所懸命に培って自分を深みにはめてしまっていた。

（註　第3章にも似たような話がある。）

　ここにそれを表記してみれば、どれひとつとっても「結果にあわてて行こうとする（end gaining）」原理を基礎としたままの練習方法が横行しており、それを指導する者が正統派であろうと無かろうと、彼らのせいで吃音を不具合の方へ助長しており、そこから私が一つの例として取り上げる練習法は、私の生徒に以前授けられていたものであるが、その目的はこの人が特に困難としていた発話であるTやDで始まる単語のために用意されていたようである。

　特別な使い方をするこの人は舌と唇で不満足になり目的を達成できず、数々の子音を発音するのが難しい、とこの人の前任の指導者は気づいたので、それだからと、この困難を克服する為にわざわざ指導された練習方では、特定の使い方で特定の部位を用いてTやDを発話する特定の訓練がなされていた。

　それが今となってはこの手順に従ったおかげで困難はひどくなっただけであり、なぜなら、特別な考えでTやDを発話するやり方があり、その刺激でこの生徒が働くと習慣的な自己の使い方になり、そうなれば舌や唇でも誤った使い方が引き起こされるからだ。こうした誤った習慣的な使い方が変化せずに残っている間はずっと、同じ行為がしつこく引き起こされて、この人にこの刺激を取り除く機会はほとんど訪れず、その結果、吃音の治療をするつもりであっても、この状況のまま彼に依頼してTやDを発話するように仕向けると、やればやった分、彼に与えられるのは追加された刺激になるから、吃音する方へ向かうばかりだった。

　どのようにこの訓練を練習してきたかを彼が実際にやってみせてくれて、

目の当たりにしたから、自分の観察に基づきそのように私は結論つけた。彼に密着した観察をやって、彼が練習に取り掛かろうとするとすぐに、全般的に過度の緊張を作りだすのがあっという間に見えたし、続いて、唇・頬・舌でこの緊張を増加させながら筋肉を固め、そのまま試みてTやDを言おうとすると、自分の舌が上手に持ち上がって最良の位置で目的にかなう所に来る前に発話してしまうのだった。このむなしい試みでなるべくしてなるように結果が失敗に終わるところは、自動車の運転でギヤを変速する時に、クラッチがうまく歯車のある位置でかみ合うところに来る前にあわててはずしてしまう失敗のようであった。過去において彼がずっとやろうとしてきた全ての訓練では、結果にあわてて行こうとして、しっかりと指令をしないままだったと明らかになったので、その時最適な手段、これに拠ればもしかしたら上手に結果を得ることができたのに、それをやらずにいたとわかり、実際に大半の場合でこうした試みが不成功に終わり、ますます自分の状態を自分で信頼できないようになり、それが加わって余計にいやになり、「結果にあわてて行こうとする（end gaining）」習慣を打ち崩していくことができなくなっていた。

　私の気付いた限りではあるが、吃音を「治療」しようというやり方では全ての手法において、いかに詳細がお互いに異なっていようとも、同じような「結果にあわてて行こうとする（*end gaining*）」原理に基盤を置いていた。助言者は症状を選定し、あるときは一つある時は複数の原因を定めて、そのせいで生徒が吃音になるとしており、その土台から生徒に特定の指示や訓練を与え、手伝おうとしている。

　場合によってはそれでも可能であると判明しており、そうした手法によって人々の吃音が無くなるケースもあると私も十分に気付いているが、しかし一方で、私が疑問を抱くのは、ひとつそういう例があったとしても、なぜ同じような類推によって純粋な「治療」が有効であるかのようにされるか、というところである。吃音者の「治療」が済んだ、といわれていても大抵の場合では、発話するやり方に何か奇妙で躊躇するようなところが見受けられ、そうなると、こうした問題点に不安が無いようにはとても見えないからであり、要するに、過度の筋肉緊張として外からも有害な状況がまるわかりで、

誤った方向へエネルギーが使用されると同時に信頼に値しない感覚的評価があり、「治療」が始まってからでも外面への現われが見える以上証拠は未だ歴然として残っており、よく見れば成功した「治療」とは何なのかと、問い直すことになるからであり、複数の症例によってそう結論付けられる。

　従って、いかなる「治療」的手法も有効であるとは受け入れられず、科学的であるとは見なせないし、仮に特定の選択された症状がある道筋で取り除かれて無くなったとしても、もしかすると、他の症状は残されたまま触れられずにいるかもしれないし、あるいは、そのうちに新たに望んでもいないような症状が現われてくるかもしれない。

（註　デューイ博士が書いてくださった前著CCCI「建設的に意識を用いて自己調整する」の序文に、『科学的手法で成される事項では、重要性を大雑把に捉えることは本質的にやらない。一方、科学的手法で成される厳密な手法によって、重要性は積み重なった細部に見つかる。そうして成された特定の道筋において、その道筋の生じる原因を利用して解説が可能であり、重要性や効果についてわかり、具体的に追実験する事が可能であり、そうやって提示されたことを皆さんが実際に作り出せるなら、同様の重要性を発見できるものになり、その時には異なる結果は生じない。』とある。）

　様々な手法で吃音者の「治癒」がなされたあとに、もし仮に、この検査を応用し試すなら、もとからあった不具合である過度の筋肉緊張・誤った方向へのエネルギー使用・信頼に値しない感覚的評価がかえって増加している、つまり、こうした道筋で「治癒」された後にひどくなっていると、あまりも頻繁に見受けられる。

（註　例を挙げよう。私がここに引用する発言は、これから生徒としてやっていこうとする人が、授業を始める前にお話してくださったものだ。その方が教えてくださったことは数あるが、そのなかに自分で治癒して吃音矯正できたという部分があったから、どうやってそれをやったか訊いてみた。返事では、自分はひどいどもりだったことと、しかし、ある日のこと上司から命令され、長い階段を急いで走って最上階まで大事な用件を届けに行った時に、自分でも驚いたのだが、どもらないで話すことができ、それ以来も続けられるようになった、とのことだった。ほとんどの人は、当然のように、これを「治癒」とみなしたわけだが、私にはそうできなかったし、なぜなら、彼の自己の使い方は未だ全般的に大変ひどいと私に見えたからで、私がそう彼に告げると、本人もそう認め、まだあれやこれやで苦しんでおり、それでは同じように「吃音」が他の部位で彼の有機体に現われているに過ぎないと私は意見した。ある経験のおかげで彼が自由になったかのように、どもらなくなったのが事実としても、それでは、自分が不満足な状況で使うのを満足のいくような状況へ導いたのではないし変化していない、だから、満足にやればどもりも発生しなく

なるのであるが、そうはしていなかったことになる。従って、類似の経験はすぐにでも起きそうで、そのまま再発しいつでも吃音になるかしれないし、それに、この方は不満足なやり方で使っており、依然としてそれがそのまま、この人の傾向として他の諸問題を生じさせていた。)

こうした不具合が再発しても吃音としては出ないこともあるだろうとは言えるし私も認めるが、しかしそうだとしても、ほぼ確実に行きつく先はますます発達した他の望ましくない症状であり、そうなって現れるまで相変わらず気付かれずに残る。不具合や障害を「治療」するために様々な手法が用いられる時に、いつでもこうやって発生していることも、なぜそうなってしまうかも説明できそうで、いかに膨大な数の「治療」法が報告されようとも、これではまるで、次々と人間有機体に問題が生じ、そのせいでますます数多くの「治療」法が必要とされるかのように、見えてくる。

うまく行く均衡が存在するにあたっては、全体のそれぞれの部位で特定の使い方が有機的にうまく働いており、そしてそこを根拠とすれば、特定のひとつの部分（あるいは複数の部分）がどのように動作しようとも、その影響は他の部位の使い方にも及ぶだろうし、またその逆（他の部位からある特定の部位に影響すること）もありうるだろうと、重要なことだから記憶に留めてほしい。一方、直情的な方向に基づきながら働かせている不均衡な状態は習慣的であり、「正しく感じる」ようにやっており、つまり、この時点でこの影響が及んでいる特定の使い方をしているどこの部位でも、自分で自分はやれている感じになって、ズレが生じ、この影響が及んでいる特別な使い方で強くなったり弱くなったりすれば必然的に、その刺激は結果へあわてていく動作に必要とされるように振舞う。もしある不具合が認められ、それが特定の使い方をしている部分にあり、そこである試みがなされて、過ちを修正してこの不具合を直すなら、特定の使い方でやっている当該部位を変化させることになるが、同時に他の部位に応対する変化をやらないままであれば、習慣的に働くしかなく、不均衡になり、全体にその使い方が起きるとうまく行かないだろう。従って、変化する使い方を特定の部位に起こそうとその人が試みるならば、深い理解が要り、必要なものがどこまでも生じていくようにしないと行けないし、使い方は他の部位でも同時進行で変化して、満足にうまく行く均衡になり、従って、補足的に新しい使い方になるようにこの人

'The Use of the Self'

はもたらそうとしてある時点に達するのだが、そこは以下の二つのうちのどちらかが起きて来やすい所で、すなわち、

1) この刺激で欲求のおもむくまま結果へあわてて行くと、やり方は古いままになり、それで引き起こされる習慣的な働きは不均衡なのに「正しく感じる」し、それが強すぎて勝ってしまい、別の刺激を培い新しく改良された使い方を特定の部位に起こすと生じる不慣れな働きでうまく均衡を取るのは、「間違って感じる」か、

あるいは、

2) 仮に、変化して特定の使い方がある部位でなされ、この局面で差し迫った要因によって、使い方を他の部位に及ぼすことになっても、（よく起きているように、どんな特定の手法でも治療に当たる際に修正するのは不具合のある個別部分だからで）、当該部位における使い方と他の全ての部位における使い方の両者間で、そこに働く均衡が宙ぶらりんのまま放り出されて、ギヤが噛み合わないままの使い方になり、他の部位で逆方向に影響する役割に傾き、それでは新たに不具合が生じるような特定の使い方がこうした他の部位で進行してしまうか、

とわかった。

　生徒が以前の指導者にずっと指導を受けていた練習方法を私のところでも見せてくれたが、それを見てから、そのような訓練をすると自分で助長し続け、古い習慣による自己を使うやり方が全般的に強まるだけで、それでは現実として誤った習慣で使うやり方を培っており、自分の舌や唇でそうやって練習すると余計に吃音がひどくなっていると私は彼に解説した。繰り返し、仮にも自分が何とかして自信を持ってＴやＤを発音し、単語にそういった子音があっても吃音なしに言いたいのならば、**すぐに反作用して刺激へ応対をするのを全て彼は拒否しなくてはならないし、ＴやＤがあってもなくてもそれを続けることだ**と、私は彼に印象つけ、言い換えれば、ＴやＤの発音を自分独自の考えで言いそうになったら、いつでもそこで抑制しなければならず、自分の欲求のまま試みて正しく言おうとするのをやめなければいけないし、それを続けるのは、どんな使い方でやれば舌や唇が必要なように動くのか、自分の場合でＴやＤを言う際に吃音が無いというのはどういうこ

とか十分に彼が理解したところまで行かなくてはならないし、同様にそれを続けるのは自分で実際に練習ができて、必要な方向へこの新しい使い方で自分の舌や唇が動き、それが**継続して行く方向へ進みながらプライマリーコントロール（初めに起きる大事な調整）が生じてきて、新しい改良されたやり方になり、自己の使い方を全般にわたって改善するまでやらなければならな**いと、そう伝えた。

　この方はそうなる理由も理解し、試みに私と協調してやっていく段になったのだが、それにしても、かなりの場合が不成功に終わると判明し、それがしばらく続いた。私には判っていたことだったが、何度も何度も彼に指導し、ある時点で特定の使い方が彼の舌や唇で起きてきて、そうなると彼の全般で可能になるように、ＴやＤでも難なく彼が発声できるように、過度の筋肉緊張で彼が吃音を起こしていたのを無しにして進めようとしたのだが、しかしこの時点で、彼に繰り返しある音をやるように頼むと、彼がやったのは、以下のどちらかになっていて、それはすなわち

1) 抑制を忘れて自分の古い反応になり、すり変わって、戻ってしまうのは自分の古い状況での使い方で、緊張を増加させ、ある時点で自分の**感じでは**言えるような気がするのでそれでＴやＤをやろうとしてこの方法を取り、吃音になる、
　　もしくは

2) それでもたまに彼が思い出して抑制し、古い反応をやらずにいながら、働かせて新しい「その時最適な手段（means whereby）」をＴやＤを言うために用いれば吃音無しになるのにその時には、自分で音をリピートしない、
　　のであった。

　上記の両方のケースで、全く同じ動機に拠って彼は動かされていた。彼が引き起こしていた動作では、発話になると、とりわけ発音が子音で自分に難しいものになると、ある度合いの筋肉緊張を伴う手はずになっていて、既に私が示したように、自分の感じでこの過度の緊張をするまではできないような気がして、自分には話すのが不可能だと彼が信じ込むのもムリなかった。それで、なぜ彼が話そうと試みることをしなかったのかも説明が付き、自分

143

がわざと起こしていて慣れ親しんではいるけれどもやりすぎの緊張をするまでは話せないような気がしていたから、それで吃音がもたらされていた。この方法で彼は古い知覚経験を強めていたに過ぎず、過度の筋肉緊張を既に引き起こして自分の習慣的な使い方になっているところへ、さらに癖を追加し、やろうとして**正しく感じるように**、結果をあわてて得ようとしていた。

　そうした困難に徹底的に付き合おうとして、私が一つの観点からこの生徒さんに毎日差し上げた体験学習があり、それは受け取る刺激で特定の結果へあわてて行こうとするところで、思い出して拒否し、その結果へはあわてて行かずに、そのままでいることであったし、なぜなら、こうした拒否の意味がひとつの猛襲になって、彼が抑制し、全ての誤った癖で使うのをしないでいるように、そうして引き起こされる自分の習慣的なやり方で結果にあわてて行くのをしないでいるように、なっておくためだった。

　(註　本著作の第1章・第3章なども参照してほしい。)

　段々と彼はうまくやれるようになってきて、抑制し、どんな刺激に向かっても即座の反応を留めて置けるようになり、それで自分の欲求のままやるのを打ち負かせるようになって、結果にあわてて行こうとする自分に正しく感じるやり方をやらないで済むようになってきたし、そして**こうやって継続して彼が抑制していられるならば**、私の方としても反復練習が可能になり、彼が慣れるまで新しい知覚経験を起こし、そうすれば引き起こされる全般的な使い方で彼の機構が働くようになり、舌や唇も正しい使い方になってそこへ含まれてくるだろうと思われた。この線で継続して協同したら、彼は徐々に手に入れてきて有効な経験が増え、行くべき方向でこの新しい使い方になり、うまく働くことができて、「その時最適な手段（means whereby）」を用いて子音の発音をし、それまで特に難しかったものも発話できた。

　ところがそれよりもっと重要なことは、いわゆる「意識的な行動」をする自分を得たことであるが、これは、この生徒さんが一連の手順を進めて行く上で獲得し習得したことであるし、もし自分が抑制し、すぐに出そうになる直情的な反作用でどのような刺激にも対応「しよう」とせずにいられるなら、自分で予防ができていることになり、誤った方向へ使わなければ、誤っ

た方向で引き起こされていた過度の筋肉緊張をずっとやっていたせいで顕著となるほどに、自分が全ての反作用でやって刺激に応対していたのをやらずにすむようになり、それまでの自分がうまくできなかった発話だけでなく、「精神」的にも「肉体」的にも他の全ての行動でぎこちなかったことさえも、もしも自分で選んだこの手順で応用が利くいろいろな作業ができるようになるならば、自分の思い通りの手段で調整がやれて、自然な反作用によって刺激に対応できるようになった。

(註 以下に、関連する興味深い話を載せよう。別の生徒さんは、レッスンに来る前に抑え切れないほどのカンシャク持ちであったとこの前教えてくださったが、しかし、ワークが始まってからそういうことが減って行き、家族全員も変化に気が付いたそうだ。どのようにしてそうなったのかと私は説明を求められた。「神経」的あるいは「精神」的な症状だとこの人が見なしていたのに、私が彼と進めてきたこのような種類のワークでどうしてそれが影響をうけたのかと訊かれたわけだ。返信として、どうして他の人にわかるのか、自分が怒ったときになぜばれるのかと彼に尋ねたら、彼の返答では、自分の声の調子、顔の表情、目の光でみんなにもわかり、身振り手振りや全般に興奮したやり方になるからわかると言った。それではと私は訊き返し、どのようにすればこうした反作用が可能なのか、つまり、そういった使い方なしに、彼の思っていたような「肉体」的な自己を通過することなしにできるのかと、訊いた。例えば、声が使われるに違いないからそれで我々は声色を判断するし、目の使用があるに違いないから人がカッとなるのがわかり、筋肉が顔にありそれが変化して表情を作るわけで、すると、このように興奮状態が外に現われるには、全体の機構を使って刺激しているに違いないし、それは過度の動作と筋肉緊張になっている。

変化したやり方へと使い方を変えれば、同時に皆さんは変化し、ある状況に置かれた有機体全部を通して変わり、すなわち、古い反作用で引き起こされていた古い使い方と古い状況は、それゆえに起こり得なくなり、その理由は以前の手段は既に存在しないからである。言い換えると、古い習慣で反射的にやっていた動作が既に変化していれば、再び起きる事はない。仮に、失われた調整が外側に現われてきても限定されていて、ある手段で使っている自己においてのみ現われるのであれば、その延長上で考えると、意識的な方向へ行き改良された使い方が我々に起きて、それに我々が初めて気付いても、既に著しい距離を経て、意識的な調整によって人間が反作用や行動をするようになったずっと向こうであろう。)

特徴的にこの生徒のケースで生じたことは、実際には全ての生徒に必ず起きている。

初期の段階、生徒がレッスンを受け始めた頃、特定の使い方をする機構がまだ不満足にある際に、常に見受けられることがあり、それは、その生徒が抑制に失敗することであり、古い直情的な方向へ自分を使うのを止められ

'The Use of the Self'

ず、結果的に、自分の方向を新しい使い方に向けるような操作はやれないでいる。私に機会が巡ってきてこの人を手伝うことになる前には、この人のやり方は結果にあわてて行こうとする今までの習慣的で誤った使い方であり、そのまま実践するのは不可能であり、この状況下ではこの人を立ち止まらせて結果にあわてて行くこのやり方をさせないところでせいいっぱいだ。

　しばらくしてこの人が習得しつつ後の段階までレッスンが進むと、抑制し、直情的な方向へ自分を使わずにいられるし、方向を新しい使い方へと向けた操作も可能になってきて、そうなれば、私は連携しながら生徒に特別な知覚経験を起こすこともできるが、私にわかった、そこで、今ではこの人は自分の思うままに最良の状況が可能になり結果が得られるにもかかわらず、そのように試みて結果を得ようとはしない。この人は信じられないでいるからで、その結果を得るにあたり、こうして改良された状況でやれるようになっているというのに、それでは「すごく間違えた感じがする」から、実際にやるのを直情的に拒否してしまい、うまくやれないでいる。

　この困難にぶつかったときには、私がこの人に与える実際の経験を通して結果にたどり着いてもらい、この人に誤った使い方で機構が動いているかのような気分がするとわかってもらうことが必要で、そうすると、それでうまく行った時にはこの人は常に留意し、どれほど簡単に新しいやり方でやれるかを古いやり方と比べることもでき、どれほど少ない努力で十分かもわかるようになる。然るにこのように認められたとしても、実際の経験を通して結果にあわてて行くやり方から、この新しいやり方に変えるように繰り返し何度も何度も、反復練習しなければならないし、それでやっと改良された使い方が自分でも「正しく感じる」ようになってくるし、それでやっとこの人に必要な自信が付いて、うまくやれるようになる。レッスンの習得は上記に示してきたように進むが、その理由は、元々我々は慣れ親しんだ癖で使っていて、そうして起きる一連の動作ではどんな結果に対しても結果にあわてて行くだけで、そうやって離れがたくこの慣れ親しんだ使い方に頼らざるを得なかったのに、そこで、我々が独特なやり方で反作用して刺激に向かうからである。それで説明が付く理由は、仮に、生徒の慣れ親しんだ使い方が変わって、別の不慣れな使い方でそれ故に、引き起こされる習慣的なやり方で

第4章　吃音の人

反作用して刺激に向かうことがないものになれば、この人にはほとんどないか、まったくないか、いずれにせよ以前の一連の動作はなくなり、それでやっていた結果にあわてて行こうとするのも無くなるという理由だ。この状況で使うと引き起こされる感じは間違っているようにこの人は感じるが、そう感じている間はずっと、以前の一連の動作で結果にあわてて行こうとして、慣れ親しんだ誤った使い方が現われてきてほとんど逆らいがたいのだが、しかしこうした状況が変化していき、別の状況で最良に目的にかなうやり方で結果を得られるようになると、やっとどうやら現実的になって、過去の一連の動作で結果にあわてて行くやり方はなくなると見えてくる。

　それでも驚くにはあたらないのであって、なぜなら、ある人が感覚的評価に頼って自分を使えば誤りで、その時には基礎を自分が何を感じているかというところに置いて自分の信念体系で自分ができるとかできないとか思っているが、一方で、結果を得るために使うのが不慣れな手段に変われば、それはその人にとって暗闇に放り込まれたようなものだからだ。そうしたことを生徒さんに伝え、なぜこれ程の困難が発生してきたのか個々の症例に照らしたお話しが済んでおり、本人の了解もあり、理由が「知的（*Intellectually*）」にわかった時でさえ、この人にはまだずっと教えが必要であり、必要としない場合より、ずっと多くの場合で大いなる勇気付けと実践的な補助が必要で、そうやって可能になるような経験を積んで、結果を得るための手段を別の使い方に変えていくと、それが新しく不慣れなものであっても、やっとできるようになる。一旦このようにうまく行くようになれば、これでやっとこの人は意識的な新しい経験がわかったから、それを繰り返しやりたくなり、そうやって反復練習して経験を積んでいくうちに納得するようになり、以前の信念と判断基準はここでの繋がりにおいてはしかしながら過ちだったと認めることができるようになる。徐々に生徒は発達して行き、別の一連の動作を働かせて新しい使い方ができるようになり、そうやっていくうちに最終的にはこちらの方がずっと強力になって、以前の一連の動作でやる古い使い方に勝ってくるという結論になり、なぜなら、発達すれば目的達成に向かうからで、その理知的な手順では、この人は発見しながら自分の意識的な方向へ進み、自分の調整を信頼し、以前には一度も経験したことの無いやり方になる

147

だろう。

　慣れ、これは人類の特徴上たいそう注目に値することで、人類の能力としての慣れもあり、どのような状況であろうともその良し悪しにかかわらず、自己に対しても環境に対しても慣れることができ、一旦ある人が慣れてしまった状況にずっと居ると、それがまるで正しく自然に思えてしまう。この能力は、ひとつの恩恵として人類の可能性を示し、状況に適応することで望ましい状態になる場合もあろうが、しかしもしかして、望ましくない状況におかれた時、それは明らかに巨大な危険性を孕む。人類の感覚的評価が信頼に値しない時には、深刻で有害な状況において誤った使い方で自分を使うこんなひどい状態に、全く慣れ親しんでしまい、感じでは正しく快適だとしてしまうことが十分起こりうる。

　私は自分が教えてきた経験からそう思うわけだが、こうしたひどい状況が進めば進むほど、そして置かれた期間がそうした状況で長ければ長いほど、ますますその状況に慣れ親しんで正しく感じるようにその人に捉えられ、ますます難しくなるばかりであるし、そんな人にどうやって教えて克服したものかと、私は戸惑い、どれほど皆さんが克服したいと思っていらっしゃるのか知れないがそんなことは関係なく、これが事実である。他の言い方をすると、ある人の能力を用いて新しくずっと満足のいく自己の使い方を習得するに当たって、ある法則で反比例の関係があり、それで、この能力に対しもう一方の変数に度合いと期間を置くと、度合とは誤った使い方が現れている有機体の誤った度合いであり、当該期間とはこうした有害な状況に置かれていた期間である、とわかる。

　この重要な点を理解し、実際の動きとして取り入れようとする人は誰でも計画を立てるにあたり、手順を用いてより良い使い方で機能する機構になり、有機体全体を通してこの手段で、不具合・奇癖・悪癖を根絶するように進めなければならない。

　レッスンの終了間際になって例の生徒さんに訊かれたことがあり、それは、吃音を克服するにはなぜこれほどの困難が伴うのかと、つまり、なぜ吃音は

第4章　吃音の人

タバコの吸い過ぎより治りにくいのかというものだった。もう少し詳しくその方が教えてくれたところに拠ると、以前この人はヘビースモーカーだったそうで、ある日その癖がひどすぎると気がついて、自分で決意してなんとかしなくてはいけないと思ったそうだ。この人がまず試したのは、総量を減らす計画で、一日の本数を決めようとしたのだが、しかし、やろうとしても決めた本数を守れなかった。そこで、自分にとって唯一この習慣を崩せる方法は、喫煙そのものを全て諦める、と決意し直した。それで、この決意を実行に移し、タバコを吸わなくなったとのことだった。なぜ自分の努力では今度は克服できなかったのか、どういうわけで吃音では同じような成功ができなかったのか、とこの人は知りたくなったわけだ。

この二種類の癖が表しているのは、全く別の問題であることを私は指摘した。

喫煙者が節制してタバコを減らすには、必要な動作を日常生活で邪魔せずに続けることも全く可能であり、誘惑に駆られタバコの吸い過ぎになっていた人で、どんなチェーンスモーカーでもご存知のように、事実として毎回のパイプ・葉巻・紙巻タバコを吸っている動作が刺激となってそれから次の吸煙に移る隙間は毎回、彼がタバコを吸わないでいる時間になっており、そこでは彼は繋がりを崩し、鎖を切っている。

一方、吃音で、発話することにおける節制ができないのは、自分が毎日の交流を周りの人とするときに発話に頼っているからである。それゆえに、毎回この人が発話するときに、彼が放られてしまうやり方に誘惑があり、自分を甘やかし慣れ親しんだ誤った癖で使えば、その自分の発声器官・舌・唇によって、なるべくして吃音になる。吃音者はこの刺激で発話することから逃げられず、一方の喫煙者はうまく避けることもでき、ある刺激でタバコを吸おうとするのを自分でやらないでもいられるし、結論としては、吃音習慣へ対策を講じるなら、もっとずっと土台から形つくって調整しないといけないことになる。

発話するために満足のいく調整で動作するには要求されることがあり、それは満足のいく水準で全般的に使える機構が働くことであるし、理由は、舌・唇・必要な水準で調整して呼吸をすること・発声器官など、そこで満足

'The Use of the Self'

のいく使い方がやれるためには、こうして全般的に満足のいくように使えるかどうか、そこにかかっているからだ。以上のようになっているので、全般で不満足に使っている機構は、我々がずっと見てきたように、どの吃音者にも現われており、その内容は巨大な障害となりこの癖を乗り超える邪魔をしている。

　一方、状況がずいぶん異なる喫煙者であり、その理由は、喫煙という動作に要求されても、そんなふうに高度な水準で使う機構はいらないし、もしかしたら不満足な状況で使うことが頻繁に起きているこの人のケースでさえ、その影響はちょっとした訓練で予防して克服できるように、自分の特別な癖を無くすのに、吃音と比較すればそれほどたいしたことにはならない。

　今の症例でまた別の要素にも出会う。喫煙常習者に克服したいことがあっても、そこには自分が選んで発達させてきた過程があり、元は欲望を満足させるためにやったものだ。一方で、吃音者が関わることになる習慣は、元から欲望を満足させるようにやってきたものではないし、それどころか、徐々に助長されて一部の使い方が機構に組み込まれてしまったのであり、それをこの人は習慣的に働かせて全ての動作で自分の日常生活を送るやり方にしてしまったのだ。これで説明が付くのは、なぜ喫煙習慣は比較的に表面上のものであり、その程度の度合いなら簡単に克服できるかという理由であり、なぜ人々が**自分ひとりでも**この問題を解決し、吸いすぎをなくせるのかという理由にもなるが、しかし一方で関わるにしても、自分が習慣的に吃音しているのがひとりでになくなることはありえず、手助けなしにはできないが、もしそこに教師がいて理解していれば、その時最適な手段（means whereby）をどのようにしたらこの人が獲得できるかわかり、この人が自分で自分に指揮をして満足の行く使い方で自分の機構を動かし、全般に修正された使い方を含んで舌・唇・発声器官にも及ぼして動作し、どのように発話するのか教えられる。

　私がここで強く述べたいのは、特定の道筋によって根絶へ向かい、どんな不具合であろうとも吃音の類でさえも無くして行くつもりなら、ここで紹介している手段が最大級に要求されるということであり、その時点において辛抱強さと技術の両方が、教師と生徒の両方に要求されていることで、なぜ

第4章　吃音の人

なら、我々がずっと見てきたように、その時に必要なのは、

1) 抑制することで、直情的な方向へエネルギーを向けるのを止め、それで引き起こされていた慣れ親しんだ知覚経験による誤った習慣的な使い方をしないままでいながら、

2) 再構築して、その替わりに、意識的な方向へエネルギーを向けた反復練習を通して、不慣れな知覚経験の生じる新しい満足のいく使い方になっていく、

以上のことだと思うからだ。

道筋をたどるこの方向へエネルギーを向けて、慣れ親しんだものから新しく不慣れな小路へ進むときの手段は、変化したやり方で反作用して刺激に対応していくことであり、その奥に、ずっと必要は増していき可能性が広がるということが隠されており、教師と生徒の双方に役割を求めながら「既知から未知の世界へとわたって行く」ことになり、

（註　ジョセフ＝ラウントリー氏という方がある日のレッスン後に、我々のワークでは、「理知的に進み、既知から未知へと辿り、既知は誤っており、未知は正しい」と表現された。）

それ故に、この道筋で真摯に原理を用いれば、人類全ての成長と発展へ導かれる。

　この章を書いていたらこの生徒さんから手紙をいただいたことを思い出し、それでこの方の了解を得て以下に引用をすることにした。知覚の気付きが増え発達すると使い方は変化し改善される、という一例として皆さんにも興味深い関係が見られるだろう。

　　貴兄が思い違いをなさっていないと良いのですが、私がしばらく音信普通だったのは貴兄や貴兄のワークがどうでも良くなって興味を失ったからではありません。むしろこの場合、全く逆です。私に興味があることなど、他にはほとんどないというほどであります。……私の感じではまったく希望に満ちておりまして、可能性としてまたかなり遠くまで進めるかと思って、今年も伺うつもりにしています。十分に前向きにして、よく熟成したことで本当の新しい経験ができるかと心待ちにしている次第です。……私が現在到達した

'The Use of the Self'

時点で自分の感じをいうと、背中が働いている時にアゴもリラックスしていると感じます。今では本当に信じられますが、私はずっとアゴの筋肉を使って自分を直立させようとしていた、なんということでしょう。それに今頃になって、どれほど自分の舌や唇をつかっていなかったかと気が付き始めましたし、発話するときにも実際には、その部位を使ったことがあったとは思えません。そんなわけで非常に改良され、私の感覚的評価は敏感になり、そのおかげで私にも明るい未来が開けたような気がします。

第5章

診断と医療的な訓練

　医療関係者が自分のところの患者さんを私のもとへ送り込むようになって、もうずいぶん長い期間を経てきたが、その理由は彼らにも知られてきたからで、実験的に状況を変えた使い方をすると続いて影響を受ける状況ができ機能が変わる、という実体験を私は豊富にしてきた。それでも私はこうした方々を患者としては引き受けず、しかし必ず、生徒として受け入れていることをまず明言しておきたく、それというのも、病気や欠陥を分離したり、相互に関連している有害な状況で使い機能することと切り離して扱ったりすることに、私の興味はほとんど引かれないからだ。

　来られる方々がお持ちになる診断と受けてきた治療はまことに広範囲にわたり、病名を列挙すれば、狭心症・肺病・てんかん・運動失調症・リューマチ・関節炎・坐骨神経痛・小児麻痺・喘息・神経炎・いわゆる神経症や精神病・便秘・声と喉の諸問題・偏平足・吃音などまだまだあるが、つづいて表すと、実験に論拠して、いずれのケースにおいても心身統合体の構造に不満足な機能をもたらす有害な使い方が存在する、と私は見つけた。

　別のケースに、医師諸君はなんら原因を特定できないしうまく解説もできないような患者の症状もあり、これも例を挙げると、まずいわゆる精神的諸問題とされている症候群には、健忘症・うつ・無気力症・記憶障害・注意散漫になり目の前の仕事に手が付かない状態・興奮しすぎて低い水準でしか物事が進められない状態などがあり、もう一方の症例として見なされるにあたりもう少し「肉体的」に現れるとされているようなことには、睡眠障害・消化不良・栄養失調・循環器異常・しもやけなども挙げられる。実験に論拠して、こうしたケースでも、望ましからぬ状況で自己を使っているのに自分では気が付かないまま、ずっとやり続けている傾向のせいで生じた低下状態

153

を全般的な水準にして、うまく機能していない生徒さんがいる、と私は常に発見してきた。

（註　誰でも医療関係者ならば、症例記録（カルテ）の中に病状を特定できないために治療法も見つからないものがあると知っている。）

さらに、全てのケースで、有害な状況における使い方と機能は相互に悪循環することを私は発見し、またもうひとつ、感覚的評価（これはすなわち、知識として我々にやってくるもののうち、感覚機構を通した情報で我々が自己の使い方を決定してしまうやり方）に依存してはならないと発見したし、というのも、感覚に引っ張られた方向へ使うと全ての動作が過ちになるしかないから明白にそれ自体が悪癖で、それでは日常の動作である、歩くこと・座ること・立つこと・食べること・話すこと・ゲームに興じること・思い巡らして理由つけをすることなど、全てが誤ったやり方になると結論づけられるからだ。

私の今までの経験を通して、全てのケースにおける調査から導かれた密接な関係を示すと、その関係が存在するのは以下の両者間、すなわち、あるやり方で使っている機構（メカニズム）とその水準で働く機能の間にあり、別の言葉では、私が見つけたものが不満足なやり方で使っている機構であれば、必ず機能的な問題が関連して生じており、その問題には本来の動きに対する干渉（邪魔）が含まれ、呼吸器や循環器系・内臓系・様々な器官の不活性化、同時に過度に誤用されたことによる圧迫・収縮と硬化が有機体に及び、こうした全てのことが複合して水準を低下させ、病気への抵抗力が下がっていた。

また、どこかの部位や器官に既に病名がつけられている症例であっても、全体に及ぶ誤った機能の仕方があり、誤った機能があると常に不満足なやり方での使い方が引き起こされ、それが有機体全体に見受けられると私は発見してきた。

こうして、不満足なやり方で使われると一般の機能に干渉が及び、そのせいで病気になりやすい原因ができ、それが不具合や病気に至ることが示され、そして、誰にせよ診断を下したり治療の処方をする方々（医師）はそれを見過ごしていると示された。どれだけの問題が現在こうした干渉のせい

第 5 章　診断と医療的な訓練

で起きてきているのか、あるいはどれだけが他の要因で起きているのか、そこを知ることなしに手もつけず、病気にかかりやすくなっている原因があり、そのせいで不具合や病気になっていることを彼らは看過している。

　上記の理由から、私は以下のことを主張しよう。

（1）いかなる症例に対していかなる診断を下そうとも完璧にはなりえない。医療的な助言者が熟考をしてどこまで患者に影響が及んでいるか診るのに、ただ目の前の問題に限定せず（例えば感染症としよう）、同時に、干渉されたままで機能すると常に引き起こされる**習慣的な**誤った使い方が機構にあり、そのせいで患者の抵抗力が低下してある地点まで下がり、そこに病原菌が進入して感染することになった、というところに考えが及ぶまでは、確実な診断になりえない。

（2）医療関係者の授業に含まれている訓練には、どうやって方向を示して使えば人間有機体を高められるかという特殊な知識を用いる訓練はないから、私が明確にしたように「使い方」を理解して分別するとは、医療関係者にはやりようがなく診断できないし、誤った方向へ使うと不満足な水準でしか機能しないという関係にも気が付いておらず、この現象が常に病気に関係して見受けられることも知らない、ということはそれ故に、医療関係者がどんな推論をなさろうとも不完全な前提を論拠としているわけだから、予防としても治療としてもどちらの領域でも不完全であり、彼らの仕事の価値は制限されていよう。

（3）そこで、満足のいく方向へ使えるように自分自身の機構を働かせる訓練を欠かさずにやれば、その医療関係者は自分の技量に取り入れられるだろうし、そうなれば、この訓練中にその人は知識を得て、その知識を使って診断が下せるようになり、特定のやり方で使っている患者の状態がわかり、誤った方向へ使っていることを見極め、そうなれば問題があるところで実験をして、不満足な機能がどんな症状として見受けられようとも、かならずや関係改善へ向かえるだろう。

　この主張を立証するために今から私はひとつの場面を描きだし、伝統的な診察室で検査がなされ診断が下されるところを示すが、なぜ「検査

'The Use of the Self'

（tests）」という言葉を選んだかというと、ある結論を導くのにどんな検査をして患者の状況を調べてみたところで、多かれ少なかれ影響を受けている特定の方法がある、つまり、患者が習慣的な使い方をして機構を働かせている方法が影響している、そこで仮に、この影響が医師の考慮する範疇から外されていたならば、その検査によってどんな診断が下されようとも、不確実になるに違いないからだ。

　以上を証明するために我々がやらなければいけないことがあるとしても、その人の機能において検査を二回やるだけで十分であろう。まず初めにその人の現時点で特定の不満足な状況で使っているところを検査し、次に、状況と使い方が変化して改善された後に再度同じ検査を同じ人が受けてみれば、二回目の検査結果は一回目と違うであろう、ということはおそらく、大多数のケースで実に著しく異なる結果になり、それほどこの、2回の検査数値は異なると我々は発見するだろう。

　実例を紹介する。ある症例の相談で、専門医に呼ばれたことがある。それである日出かけ、彼の診察室へ入っていったらちょうど、その専門医は検査中で、聴診器などにより患者の胸部と肺のところを診ていた。私が患者を目にしてこれは最悪のケースだとすぐに気が付いたし、ここまで誤った使い方は初めて見るほどで、関連して引き起こされている収縮と硬直が胸部全体を覆い、喉頭は押しつぶされ、そのせいで息を詰めたまま日常の動作をする癖になっており、害になるまで腰を曲げていることを観察した。その男性の使い方が元で、彼特有の、呼吸の仕方・血液循環の仕方・心臓の動き方・必然的に影響される脈拍と血圧に追いこまれたとしても不思議はない。専門医は一通り診終わると、自分の見解を聞いてほしいといい、そうすれば、私にもいくらか専門理論に触れて、患者の呼吸困難に対する医学的見地がわかるだろうといわれた。それで、私は一応聞き、それから、記録された結果を医師と確認し、その後になってから、そうした症候群は誤った使い方のせいで生じることを私の観察したように指摘し、そしてもし仮に自分に許されるなら、こうした状況でほんの小さな変化でも起こして使い方を変えてみてから、再度同様な検査をやったらどうなるだろうか、と提案した、つまり次回には、

私が継続して変化する状況を患者に作ると検査記録は完全に異なる値になるかもしれない、と話した。医師の同意があったので、私はかなりの変化をもたらしながら、

（註　私には準備があるからデモンストレーションもするし、与えられたものが納得のできる課題なら、短時間に限れば一時的に変化させて、より満足のいく状況で使えるようにすることは可能であるが、それにしても、患者というものはアッと言う間にゆり戻して、自分の誤った習慣的な使い方に行ってしまう。）

　私の実験を継続しているところで二回目の検査が行われると、専門医が聴診器などを使って発見した結果は私の予測通りになっていた。
　最終的に医師はその患者を私に送り込んできたし、満足な結果がもたらされた。
　もう少し掘り下げた話を皆さんに紹介するなら、医療関係者は狭く制限されている人達であり、とりわけ彼らの予防的な仕事は「治療」領域よりずっと弱いことを挙げなければならないし、その理由は医師には気づきが無く、満足な使い方にこそ影響があり、その使い方で保全されると望ましい水準をもって普遍的に機能できることを知らないからあたりまえで、もしその知識があれば区別も可能で、満足のいくものなのか不満足なものなのかどちらの状況で使っているのかわかり、どんなケースでも実験を推し進めることができるのに、医師が診断を下す時に手持ちの知識が無いから、医師には無理だ。

　次に医師に純粋に予防的診断をしてもらうために、両親が連れて来た子どものケースを取り上げよう。この子には何の病的症候も見つからないのだが、有害な傾向が何一つ隠されていないかどうかを両親ははっきりさせたく、もし仮に阻止せずにいると、後にひどい病気になったり不具合が生じるようなものはないか調べてほしいとする。医師が子どもを検査をしても何ら症候や傾向は見受けられないので、この医師の検分では、要注意とされるものや治療が必要なものはないとしよう。それ故、この医師によると、この子どもはお墨付きの健康児となろう。
　さて、この医師による検分を評価するにあたって、我々が再び考慮に入

れなければならないことがあり、それはどんな医療的なカリキュラムにも含まれていない訓練のことで、その訓練があれば医者にも可能になって、うまくやりながら満足のいく方向へ自己を使い日常生活を過ごすことができ、そうなればはじめて自分の患者に教えて同じように楽に過ごすやり方を伝えられるものだ。それ故に、論外とはいえない推測がなりたつであろうが、我々がここで思い描いているような医師だとすると、この子を診察する時にこの医師は知らないから、不満足な状況で使っていると生じる現象がわからないし、ということは、もしそうした現象が現われていても、この医師はおそらく気が付くことがなく、彼の評価では機能的な影響が見過ごされるだろう。だからこの医師に何かを発見することは期待できないし、潜在的な要因としてその何かが進んでしまうと病気や不具合になりそうな傾向がある時でもこの医師は気づかず、その存在さえ知らない。必然的に、この子の全般的な状況をこの医師の研究手法で調べてみたところで完全とは言いがたいから、この医師がこの子に健康優良児のお墨付きをあげたとしても、まだ見過ごされ調べられていないことがあるかもしれないし、もし、この子どもの状況に不完全な自己の使い方があってそれが助長されてしまうならば、時を経るにつれこの子どもの機能水準は下がり、病気への抵抗力が下がることなど起きるかもしれない。

　もうひとつの実例で、使い方と機能の間に親密な関係が存在するという認識があり、それを診断の根底にしているものを以下にお見せしよう。1923年12月12日付けで、ある医者が私に下さった手紙から。

　　貴方の著書『人類の最高遺産（*Man's Supreme Inheritance*）』を読んだところです。といいますのも、BMA（英国医療協会）の学会でピーター＝マクドナルド博士による発表がなされ、そこで知ったからです。私は医師ですがこのところ臥せっておりまして、狭心症・肺病と診断を受けました。しかるに、書物で原理を拝見し、貴方のワークで下地となっていることに納得しましたし、全く妥当だと思われますから、同様のやり方をもって、私が私自身の症例に当てはめて行きたいという所存です。二月ほど前から

第5章　診断と医療的な訓練

悶々としておりまして、60歳の手習いになりますが、実践をお願いできない
かと手紙をこうしてしたためている次第でございまして、貴方様さえ宜しけ
れば、ぜひ返信をお待ちしております。云々……。

そんなわけで面接の運びとなり、この匿名博士が来られた折にも、私が
進めたのは普段どおりの方法で実験をして、この状況における使い方を目の
前に現わされているところで調べていった。実験後に、私の見解では彼が自
己を使うやり方は最低ランクの満足度、すなわち、高い度合いでの誤った使
い方と有害な調整方を示しており、そのせいで引き起こされて、危険になる
ほど機能水準が低下し、呼吸・循環器・消化器にわたり不活発になっている、
と私は彼に告げた。一つの特徴として、こうした複合的で有害な状況を私が
見受けるときはいつも、顕著な度合いで狭心症・肺病とされる方々にその特
徴が生じていたし、そしておそらく、私が実験を通じて了解してきたように、
そのことの中に十分すぎるほど苦痛を生み出す種があり、そのように患者は
体験しているだろうと思われる。

（註　友人の医師が教えてくれたところによると、こうしたしんどい感覚が言葉で医者に
　伝えられると、そうした感覚があることを唯一の利用可能な証拠として拠り所にし、ある
　症例に対して診断を下す際に、狭心症や肺病と特定する論拠にするそうだ。）

それから、私の手法でこのケースに関与するならばやりながら変化をも
たらして、彼が不満足な状況で使うやり方から、より望ましい状況の方向へ
進むことになり、その状況が見受けられ現われてくるのは満足のいく機能で
働いているときに限られると、私の所見を匿名博士に説明した。初めから匿
名博士はたいそうな興味を持って私の手法と所見を取り入れようとしていた
が、やるうちにもその興味は深まる一方で、彼の気づきでこの道筋を作り上
げ、新しいずっと満足のいく使い方ができて多少なりとも日常生活で応用が
利くようになってくると、狭心症・肺病とされているような症候群や現象や、
そのせいで彼が仕事もゴルフもできなくなっていたような症状はどんどん減
少して行き、それを証拠に姿勢も変わり、有機体全体に改善していく状況が
起きて、そうこうするうちに彼の痛みや苦しみは消滅していき、とうとう彼

は、再び仕事に戻りゴルフも楽しめるようになった。

(註 1931年7月10日現在、私がこの生徒さんに久しぶりにお会いした数日前にも、改善状態はずっと継続していた。FMアレクサンダー言)

匿名博士の表現によると、私の続けているワークは「第一義の臨床哲学として全人類に有効である」のだそうで、加えて、私の手法で診断をすると、伝統的な医療訓練によるものとは根本的に異なるやり方になるから別の診断になる、と彼は悟ったそうで、それだからと彼は、ぜひとも私の発見を論文に仕上げて医療専門家たちに紹介してやってほしいと熱心に勧めてきた。

以下に示す試みはこの匿名博士の提案に従ったものであり、よその方から、自分にはこれほどうまく表現できないというくらいの上手なコメントをいただいたから、それに基づいて私の表現を加味していこうと思うが、引用はドーソン卿という方の演説集からで、彼はペンシルバニア出身の下院議員であり、1926年2月24日付けで私に届いた文章だ。

(註 ドーソン卿の演説集を今から引用しようとしているが、それは1926年3月6日発行のThe Lancet誌に載っている。)

医学上の訓練が能率的に行われ病気に対して有効な診断がなされる準備ができるためには、ドーソン卿が発表した見解を認め、この見解を現在の医療に対する意見表明とすることでこうした諸問題に携わっていくこともできるだろうと、友人の医師諸君のおかげで確信した。

私のコメントで医療的な訓練に対して一言申しあげる、つまり、欠陥のある医学的な訓練によって生じる結末に対して、教育者の立場から必要にせまられて批判も含んで私は申し上げるのであるが、ちなみに、ドーソン卿による見解によると演説の冒頭に「批判があればそれ自体を公言することで、どんな不平不満も解決に導かれる」とあり、ごらんのように私がひとつの技術を紹介できれば、この技術で自分自身の体験を通してやってきて私が確信したように、その欠陥の穴埋めができるかもしれないし、私には最上の理由を伴った信念があり、人が公言して批判をする場合にはその人はよくよく考えての行為であることもきっとわかってもらえるであろうと思う。

第 5 章 診断と医療的な訓練

　題目は、「診断と医学的教育課程（カリキュラム）について」、そこでドーソン卿が語る。（以下のように）

　　……必要とされる予備的な行為が、治療の始まる前に必ずなされるべきで、それは病気を知り……病気の原因と診断を特定することである。こうした知識を得ようとするならば注意深く組織化された訓練が要るに違いないし、そこで、病気の治療に取りかかってから、身体全体（単に特定の部位に限定せず）にどんな異常が及んでいるのか知識も無くわからないと発覚すれば、それを馬鹿げた行為と見なして良いだろう……・。ある人がしっかり臨床にあたれる医師になるために何年にもわたるたゆまない訓練を終了するまでは認定されるべきでない状態が続くだろう、つまり、しっかり原理を学んで病気とその病気への診断方がわかるまでは認定保留が続けられるべきであろう。……ということは、その訓練はどんな人にも同様になされるべきだ。この事柄について、妥協ということは全くありえない。……
　　船の操縦に対してある人の見識があり、それがどのような意見だったとしても、そしてその人がどのような天才だったとしても、だからといって、その人がテストに合格して操縦してよいとされるまでは、船の操縦を任されることはその人に許されない、それはやってはいけないことだ。では、人間という船が人生の荒波へと航海に出るところであるのに、なぜ保護が少ないままで運用されてもしかるべきだというのか。……誰でも試みる人は、病気の初期に調整を得てそのずっと治しやすい段階において、**つまり診断を正確にすることが目覚ましく重要になる**であろう。（＊太字はFMによる。）

　ドーソン卿の発言から、「必要とされる予備的な行為が、治療の始まる前に必ずなされるべきで、それは病気を知り……病気の原因と病気の診断を知識として得ることだ」というところをもらって、私は始めよう。
　いったん我々が病気の原因に気が付けばやっとそこで機会が訪れ、うまく病気と関わることができるようになり、悪い傾向は減少に向かい、ある部位が有機体上で病んでいてもそれは減っていき、機能がこうした部位で満足の行く方へ向かっていくようになると明らかである。病気と誤った機能の間

161

に密接な関係があると一般的に認められるし、また特定の症状に病気としての診断が下されるときには、**常に、関連して生じている誤った機能が係わって特別な役割を果たし、望ましくない使い方になり、そうやって機構が働くから有機体全体でうまく動かなくなっている**と、認められる。私の教師経験からこうした連想が生まれてきたし、道筋を通して改善して行き使い方と機能が変化して有機体で働くようになると、ひとつの全体として動くようになって、特定の症状や病気は減少しそのうちに消えてしまうと経験から教わった。

　従って、ドーソン卿のように「病気の治療に取りかかってから、身体全体（単に特定の部位に限定せず）にどんな異常が及んでいるのか知識も無くわからないと発覚すれば」、すなわち、「それを馬鹿げた行為と見なして良いだろう」と私は全く同意する。しかし、ドーソン卿が、「注意深く組織化された」医学的訓練が今日でも与えられ、生徒に対して大切な知識供与がされているかのようにそれとなくほのめかして記す時には、私はこの課題に参入し彼と同じ土俵でやりあいたい。というのも、何もそんなものは全くどこの医療的訓練にも存在していないからで、どんな訓練を受けた医療関係の職業者が束になってもありえないことに、以下のやり方がある。

(1) 診断を下し病名を特定する際に、誤った**習慣的な**使い方が機構に生じており、そのせいで関連して誤った機能が生じて、それ故に、病気の症候を示していることを理解したうえで、それから、

(2) 診断を継続するにあたり、道筋を通して誤った習慣的な使い方を改め、その替わりに満足のいく使い方を積み上げて機構（メカニズム）を構成していき、道筋がそのようになると常に付随して改善されていく水準で機能するから、常に改善に向かう傾向ができ、再統合されていく状況になり、健康へと向かうやり方。

　さあこれで、今提示した手法で診断し治療をするには全く別の基礎知識が要るとはっきりしたし、伝統的な医学的手法とは原理が違い、私の手法は明確な部分的症状から遡って調べていき特定の不具合を見つけ、その不具合を診断し、問題を作っている原因を特定し、それから治療を特定してやって

いくものである。例えば、一般的な医療関係者が症状を見つけたとしよう、すると、その症状の診断はどこか一部分の問題とされ、心臓・肝臓・眼球・肺・そういった部位のみが調べられ、そのときの主治医はおそらく問題箇所のみを自ら治療するか、あるいは、患者を別の専門家に送ってそちらで続けて処方を受け治療を続けて適応するような方法で、特定部位で生じている特定問題の解決をするだろう。

もちろん私も、医学的手法で特定の症状が除去される可能性も、実際に症状が除去されることもあると認めるが、しかし、

(1) 特定の症状が発見されるとき、それが誤った機能と切り離されて存在することはありえないし、

(2) 常にこの誤った機能が関連してこうした症状を作り出しており、私の経験からすると、それが関連して誤った使い方が生じ、機構（メカニズム）の乱れた有機体となるのに、

(3) 医学的な手法ではそこに全く省みられることが無く、この誤った使い方が改良されることも全くなく、

状況が放置されたまま有機体に残り、もし阻止されないままで進行してしまうと水準が低下する傾向となり、機能が全般に不活性になり、そうなればもはや別の問題が生じるのは時間の問題だろうし、そうなれば、その問題は以前と同じ症状であるか、もしくは頻繁に生じるようにもっと深刻な問題になって、今挙げているように目の前に現れてくるだろう。

それゆえに私が推し進めることがあり、どんな方でもまだ訓練を受けていないならば、第一に誤った使い方を発見し、誤った使い方が関連して誤った機能になっているのを知ること、第二にテクニークを駆使して発展させ結果に至るまでずっと修正し、誤った使い方を取り去り、「身体が一つの全体として動かないのは、何が誤りであるのか」診断可能になること、言い換えれば、身体全体がひとつに働く単位であると理解すること、となるが、しかしながらそうなると、医学部の授業にこうした訓練は全く含まれていないし、このようなテクニークを駆使して病気の治療にあたることなど一度たりともなかったから、特別な手法での訓練といってドーソン卿が擁護しようとも、それが医学生に供与されたことなど起こりえず、彼らへ手助けをして「何が

誤りで、身体が一つの全体として動かないのか」と診断が可能になるようには成し得ていない。

それから、医学的訓練と操縦訓練の関係についてのドーソン卿の分析は、私には受け入れがたい。医療的訓練がなされるにあたりある知識を元に「人間という船が人生の荒波へと航海に出る」というのに、医学生は全く何も教わっておらず、従って特定の使い方が特定の機構に生じていると知らず、（自分自身においても、診ている患者においても）、そこでなされる調整でこの「人間という船」の行き先が決まることに対して無知であるのに、一体全体どうやったら維持できるというのか。操縦者がいかなる訓練を受けて船の調整と運航を学んできたにせよ、信頼できる羅針盤がなく行く先を決定できない状況では、無力になってしまうだろう。もし、既に間違った航路を取ってしまっていて、調べてみると羅針盤が狂っていると判明した場合には、操縦者はこれ以上進むのを一旦止めて、羅針盤が正常に働くように工夫し、直るまでは待つものだろう。

そんなわけで、ドーソン卿の分析による医学的訓練と操縦訓練の関係についての記述は難破しているように、私には見える。理由は、感覚的評価に拠って「人間という船が人生の荒波へと航海に出る」のなら、狂った羅針盤や似たり拠ったりの狂った水先案内を使ってこの操縦者の船が運航することと同じだからで、そうなれば、感覚的評価だけを唯一の水先案内として自分が自分を見ていることになり、もしかしたら、そうやって我々の日常行動において自分の行く方向へ使っていけば自分の機構が最上の利益を得られるとでも思っているのだろうか。しかし、医者が彼の職務として「人間という船」を操縦する際に気づきがなく、かなりの頻度で感覚的評価が誤っていると知らず、それなのに、彼がそのまま推し進め、「人間という船」を彼の航路に案内して運航するというならば、まず省みられないといけないはずの自分の羅針盤が信頼できるかどうかも確認しないまま進んでいることになる。医学的訓練でここが認識されるなどということがあろうはずもないし、感覚的評価を、人間の羅針盤とするならば、どこまでも信頼できない方向へ進んでしまった近代社会に埋もれ、このようなヒナ型にはめられて、ますます誤った方向へ使われる人間有機体になる。

第 5 章　診断と医療的な訓練

　人類が直面してきた問題でこれ以上に難儀なものはありえないし、その
理由は我々がずっと見てきたように、刺激に反作用する一般的な場合におい
て本質的に人は特定のやり方で使っている自分の機構に拠って動き、従って、
使い方が満足に成りえていないなら何か欠落しており、そうやってその人の
反作用で刺激に対応すると不満足なやり方になっており、その時にその人の
感覚的評価は信頼できないから、同時に、信頼に値する知覚によって行く方
向へ使うことがない。

　現代人の我々でさえ、多かれ少なかれ手助けを受けて、必要に応じて掘
り下げて高い水準で感覚的評価が下せるように使えば、この使い方で導かれ
てより満足のいく調整へ至り、それで反作用するようにもなれると私は信
じているのだが、この実践ができていないことに医者も素人も変わりがない。
そう言ってしまっても差支えがないのは実践的な経験に基づくし、その証拠
に彼らには信頼に値しない感覚の機構があって、そのせいで最終的にここに
挙げたような不満足なやり方で刺激に反応し、同時に、それは誤った観察に
基づいているのに、一般的にはそこにさえほとんど気づいていないことに論
拠する。実例を挙げれば、複数の症例において複数の医者による意見調書が
必要とされて、提出されているが、見解の相違が件数の多すぎるほど見受け
られ、それでは結局、医学的な証拠とやらを研究所で自分に都合良く当ては
まるように見つけること以外に我々がやれることはないし、それからいうま
でもなく、こうしたバラバラな診断をしている彼ら全員は全く同じ「注意深
く組織化された」医学的訓練を通過してこられた複数のお医者様であり、そ
の方々がなされた行為である。数多くの医者は、実に嘆かわしいことだが、
医学的訓練を受けたという事実があったにせよ、ひとつの職業集団としては
あまりにも道具を保有していない、

　（註　記録に残る論文に故ジェームズ＝マッケンジー卿が有志とともに作成した調査結果
　があり、それは医学研究会セントアンドリュース協会に属するもので、そこには、人類の
　病気のうち 70% はまだ原因の究明ができていない、と見受けられる。私の目の前にもうひ
　とつ、本稿を書きながら眺めている論文があり、そこには「医者の空っぽギネ人」という
　タイトルで、*The Times*（タイムズ紙）の医療部門の協力によって議論が展開されており、
　主な論陣は厚生省によるもので、相手はカルテ協会（The institution of record cards）の「提
　出するにせよ、一般的なカルテに価値を持たせるのは我々の知識では未だ不十分だ」とい

う主張に対してだったが、的を獲た確認資料として、この意見に対して用意されたのは前述の故ジェームズ＝マッケンジー卿チームの論文であり、私も皆さんにお知らせしよう。）

（医師集団は）つまり、成功する診断を下すために必要であり第一義的な拠り所となるような道具を持たない人々である。

正確で効率的な診断のために医師には、高い水準の感覚と気づきを持っていることが必要とされるだけでなく、同時に、現象全部を繋げ合わせる能力を持ち、それで構築された健全な判断と広い視野を伴うことが必要で、特に見慣れない状況の場合は、そのようにやってほしいとどなたでも同意されるであろう。そうした質を保つ為には医師自身に信頼が必要で、彼らが健全な知覚の機構で関わり、それで生じてくる方向へ使い有機体全体で動けるように日常生活でやっていき、調整する能力を発揮して、直情的な反作用で刺激に対応することを減らし、とりわけ、反作用が刺激に対して不慣れな時こそ直情的なやり方を減らすことが要る。

こうした必要が満たされるようにするなら、意識的な方向へ使う機構をあるテクニークを元にして構築すればできる、という私の信念があり、私が発見を続けてきた実践の中にその理由はあり、生徒の皆さんが道筋を学んで意識的になってくると、直情的な方向へ使っていたところが替わっていき、そうなると、まず彼らの有機体全体で機能水準が改善され、そして彼らの反作用が全般において本質的に改善され、双方で応答しながら改善に向かう動きが起きたからだ。

これを説明するなら、本質的に道筋そのものの土台として横たわっている。理由を述べるなら、第一の事実として生徒の受け取る情報が教師の手技で伝われば実在する知覚体験になり、その人は新しい使い方で意識的な方向へ行くし、それに自信がつくと生徒は少しずつ培いながら信頼できる気づきの増える方へ知覚を育てていくからで、第二の事実には、日常動作で不慣れな知覚体験とともに新しい使い方が起きてくると、生徒によくわからなくなる状態がある時点まで続くことで、つまり、この人が意識的に抑制をし続けて、自分の直情的な欲求を押さえ自分に親しみのある習慣的な使い方をやらないままで、別の手段を徐々に発展させ理知的な調整方法を用いるようになり、直情的な反作用で刺激に対応するのを減らし、とりわけ、不慣れな刺激

第5章　診断と医療的な訓練

に対して反作用が必要な時こそ、直情的なやり方を減らしていけるようになるまでは、うまくやれないからだ。

　このテクニークは治療的でなく教育を扱うとされていても、ずっと紹介してきたように、ひとつの手法として医学的訓練に含まれ協調されるべきであるし、というのは、もしそれが行われ医学生が教わると、意識的な方向へ使えるように自分の機構を調整するにはどうやるのかを理解し、医師になってからも自らを発展させながら満足のいく水準で自分の感覚的評価を高めていくことになり、そうやってできた感覚的評価を自己の内側にしっかりと据えて、他人の病気を診断できるようになるからだ。もう少し議論を深めるなら、その医師が病気の治療にあたるようになっても、単なる局部的な治療で症状部位だけを治すなんてやり方はもはや満足できずにやらなくなるだろうし、その理由として、既に彼には自分の体験を通して学んできたことがあるからで、道筋を通して快復し維持をすると、動くときに理知的な方向へ使うような機構になり、そうやれば満足のいく水準で機能するようになり、器官や全体のシステムは同様に快復し維持されると知っているからだ。そうは言ってもいろいろあるし便宜上としてもちろん、この医師が仕方なく特定の状況に放り込まれたり、救急医療で特定の問題にすぐ取り掛かることもあるかもしれないが、しかし、そこで原理に忠実にワークを進めると、分割不可能な統合体として人間有機体があり、この医師の手に入れたテクニークはこの有機体に論拠しているわけだから、この医師はやろうと思えばいろんな役割ができて、私の言う「何でも屋（generalist）」としてこの知識を応用し患者のケースの必要に応じて実践的な対応をすることもでき、

（註　「何でも屋（generalist）」という言葉は造語であり、ヨーク州のピーター＝マクドナルド博士から頂いた。）

　それから同時に、その人が教育者として呼ばれるときには患者に授業して、行く方向を示し、満足の行く使い方でその人全部の行動が維持できるように指導していける。授業の時も治療の時も、全体性に置かれた原理を基礎としているならば、使い方と機能の間に繋がりがあることを知っており、その奥にある意味も知っており、その人が気づかないなんて事はまず起こりえない

167

だろう。それ故に、その人は繋がりを見つけて行き、どんな特殊な不具合や症候群があったとしても、つまりその人が患者のどこかの臓器や部位に病気が現われているのを見つけても、これを干渉と結びつけて考慮し、機構全般で所見し相互関係でワークを進め、それから、この手法でこうした特殊な問題に関わって対処するときに、患者の誤った習慣的な使い方をしている機構で変化が起きるように修正すると、これは同時に別の修正が生じる手段となり、特定の誤った機能の仕方によって特別な症候群や不具合が引き起こされているところにも変化が起きる、ということは同時進行で、その人が患者に授業をしていることになり、どうやれば行く方向を維持し新しく改善した使い方になるのかを患者が知って、**もし仮に患者が全ての行動でそのようにやれていければ**、そのやり方を手段にして予防することができるから、再発したりよりひどい症状へ進んだりすることがない。

　実例を挙げて、どのようにしてこのやり方が成就しているかを、私の経験の中から三つほど選んで紹介しようしたら、第一に、ここに最適なものを思いついた。その理由は、ほとんどの医者に今から挙げるような患者の症例が存在するのは間違いなく、こうした患者はきっと私が今から描くように、回復する段階でひどい苦しみを経験しているからだ。

〈症例 1〉
　最初の方はご婦人で、長い期間かなり重い病気でベッドにいるように医師から指示され、数カ月が経過し、その間の長い治療期間を経てきた方である。時が訪れて彼女が次に言われた指示は、もう起き上がって歩き始めなさいというもので、まず最初は一回に数歩でよろしいと、そうやっていくうちに、段々と筋肉は戻って強くなるから、しばらくすればしっかり歩けるようになるというものだった。この方はこの指示に従い数カ月後にはなんとか歩けるようにも見えたが、杖が要ったし、それにしてもものすごく困難でしんどいし、ひざと足首で刺すような痛みが増えてきて、歩けば歩くほどひどくなってきた。主治医はしかしながら、彼女に元気をだして、もっと続けてがんばって歩きなさいと、「毎日もう少し」作戦で励ました。しかし、そうしようと思っても彼女にはムリだとわかってきて、というのもやればやるほ

ど逆のことが生じてきて、段々歩けるようになってしんどさが減るどころか、症状は進み、もしある日になんとかして歩くと、あくる日には一日中起き上がれないほどになっていた。この状況もどんどんひどくなる一方であったのだが、そのことよりもっと心配なことまで起きてきて、以前と同じような症状の証拠が見受けられるようになってどうやら持病が再発したようで、そんな折にたまたま友人の勧めがあったから私のワークを受けてみようとなったのだが、その友人は私のワークを知っていて、と、そんな事情で相談に見えた。

　さて、このご婦人が私のところにお見えになったとき、すぐに、彼女の習慣的に自己を使うやり方が最悪なほど有害なやり方になっていたと私は気づき、つまり、彼女がやっていた全ての動作で、ある特殊なやり方にした自己の使い方が有害な圧力をかける方法になっていた。この方とワークをしていった結果によってそれが証明された形になったが、その理由は、彼女の使い方が変化して改善が起きて、自分でもどうやれば方向を続けて意識的にやっていけるのかわかってくると、その圧力が段々減少するよう私に指導できたからだ。私のところに来るようになってからたった6回のレッスンが終わったところで、この方は海へ遊びに行けるようになっていたし、しばらくレッスンに来ない間にもご自身でワークを継続なさってうまく行っていると、時々休憩すれば外を散歩して歩き回れるまでに、大丈夫になったというお便りを下さった。夏の終わりまでには階段の昇降さえかなりラクにできるようになり、最大で5キロほど歩いても平気になったようだ。秋に町へ戻って、私と連続したワークをするようになったから、どんどん改良が進んだ使い方になって痛みは徐々に消失し、この方はその冬の終わりに普通の暮らしへ戻り、楽で快適に歩けるようになった。それからこの4年間ほど元の症状は一切出ていないどころか、こうした事実にもかかわらず、今では重労働である庭仕事にまでこの方の活動は広がっている。

〈症例2〉
　この方は、何カ月にも渡る治療を有名なボストンの医師から既に受けていたが、その理由は、苦しい深刻な腰の痛みがあり特に歩く時にそれがひど

かったのと、それから脈拍と血圧が異常なせいだった。そこで彼に与えられた指示は、腰痛防止用のコルセットを腹部に巻くことと腰痛防止体操だった。この治療は成功せず医師から手術を勧められたがとても同意しかねたので、この方はロンドンに渡り別の専門医に相談した。この専門医はある調査をして、その後にこの方を私の生徒として送り込んできたが、その理由は、この医者が信じることに、私に可能なやり方で特殊な変化がもたらされれば、生徒の全般的な状況が変わり、そのように解放されれば、圧迫と筋肉の硬化が減り、そうなれば医師の意見によると、苦痛の源が減少すると思われるからだった。

　この生徒が私に会いに来た時に、その腰痛防止体操をやって見せてくれるように頼んでみてしばらく観察したら、特定の誤った使い方が彼に現われ、この腰痛防止体操をやるとその誤ったやり方が強調されると、私に明らかになった。彼は囚われの身になっており、過度の緊張をしたままでしかごく単純な動作もできず、彼が歩く時にはこの緊張が増加してたいそう高まるから、歩くのがほんの少しの距離でさえ強烈な痛みが引き起こされていたとしても、驚くべきことにはあたらなかった。

　私は決意し、この症例に対し自分のワークを通してお手伝いできるかもしれない、と進めることにしてまず彼に紹介したのは、どうすれば予防できるのか、誤ったやり方で自己を使うのを防ぎながら彼の教わった腰痛防止体操をやれるように示すと同時に、私は彼に行く方向を与え、彼の代わりに私が示し続けているうちに、新しいやり方で使えるように開放されて、腰椎関節から圧迫と過労が減り、そのせいで起きていた彼の痛みが減り、ずっと苦しみながらやっていた腰痛体操の練習からも解放されるように、やっていった。

　数日のレッスンが終わると救われたと感じたのか、彼はきっぱりとコルセットを外してしまった。2週目の終わり頃になると、痛みなしで短い散歩ができるようになり、八週間のレッスンコースが終わる頃には、この方は十分回復されたからアメリカに戻っても平気だろうと、彼の主治医も私に同意した。それから10カ月後にこの方が再びイギリスへ来られた折に、私に会いに来られた。私が彼に教えたことをその間ずっと自分でベストを尽くして

守ってみたし、そうやっていたら自由になり、古い痛みやしんどさから解放されたこと、コルセットなど全く必要が無く、主治医がいうには最近の検査でも、脈拍や血圧が正常だということなどおっしゃった。

〈症例3〉

　三つ目の例として私が挙げるのはうら若き女性であり、この方はアレクサンダー教師養成学校へ入学してやっていきたいという願望があるのだが、医学的な検査の結果によると、この女性の健康状況ではとても耐えられるどころか、精一杯やってもワークの辛さについて行けないだろうと言い渡されていた。どこかが悪いと診断を下すなどして病名を決定することもできないし、これといった医学的処置を特定することもできず処方箋も見当たらないのだが、なんというか、彼女に必要なのはもっと屋外で過ごすなどして、がんばらないでもいいように、義務から解放されたままにしておいてほしいと、彼女を診察した医師が言った。教師養成学校の校長はワークを熟知していて、この方と私を面会させたが、その時に私も発見したことがあり、どうやら特定のやり方で彼女が全般的に使う自己のあり方では確かにスタミナ不足になるようで、医学的診断でなされたことにも合点が行くように見えた。胸の上部が不必要に引き下げられているために胸部の能力と稼動域が最小に下げられ、深刻な影響が循環器に及んでいた。彼女が語ったところでは、しもやけに悩まされており手も足もかゆく、ちょっと張り切るとすぐ疲れてしまうというのもあった。

　もしできるなら、教師養成学校でやっていくのと、私の個人レッスンに来てもらうことを彼女に同時進行でやってもらえないかと私が伝えたら、校長もこの理由をすぐに察知して、この約束で進めていけることになった。この方が教師養成訓練と同時に私とのレッスンを開始すると、彼女のやり方に改善が生じ使い方はよくなり、その使い方が徐々に及んで、彼女の基準に改善がおとずれて機能全般が良くなっていき、そうなるとますます可能になって、訓練の要求にも十分応えながら続けていけるようになったし、ということは途中で中断するなど無しに、現在では、とっくに彼女はコースを卒業してご自身のお仕事としてこのワークをやっていけるようにまで成られた。

'The Use of the Self'

　さて、様々な症例のなかでも、特に、人が不安になっている時に私の主
張する当該テクニークは利用可能なのかとしょっちゅう尋ねられ、そういっ
た場合にはいわゆる身体的な治療でない、といったつもりで皆さんそう訊か
れるのだろうが、しかしここで克服し変化してもらうために、「精神的」あ
るいは「神経的」な問題として皆さんが何を思いつくか、全ての悪癖まで含
めて考えてみれば、

　（註　この中身に含まれる私の意味する癖とは、うわの空・物忘れ・気づきと観察の欠如・
　周りへの無作法・騒ぎすぎ・貧乏ゆすり・落ち着き無く指を動かすこと・おとなしく座っ
　ていられないこと・つめを噛むこと・過敏症・怒りが制御できないこと・怠慢……など枚
　挙に暇がない。）

　皆さんがお気づきのように、こうしたことをうまく調整できていない間
中はずっと、皆さんはそこから抜け出るのを最良のやり方ではやっていない
わけだ。私の返答は以下のようになり、それは、こういった方々は自分ひと
りでは変わることができないということで、そんな方々は自分で筋道を立て
て望ましい変化をするつもりでも、実際はどうなるかというと、反作用を特
定の刺激に用いて結果をあわてて得ようとしており、その反作用は不満足な
やり方になって、既に紹介した事例のように、そうやってすぐに引いた線の
先には、ゴルフをするときにボールから目を反らしてしまう人や、吃音で自
分の言いたいように話せない人がいる。
　もちろん、どんな人も一般的な定義によって「満足」な反応を決定する
事はできないとここですぐ言っておきたいし、それというのも、満足すると
は特定の環境においてひとつずつの症例にうまく合致することであるからだ
が、しかし、我々全員が確実に同意することがあり、いろいろな症例で皆さ
んが自分の改善を望んでいるならば、あるいは、よくよく考えたら変えるほ
うが自分に都合がいいはずだと思ったならば、もしくは、不具合や癖を克服
し障壁を乗り越えたいならば、そんな皆さんの反作用は良く考え抜かれた満
足のいくものになるかもしれないし、それでうまくことが運び、自分に理知
的なやり方で正しいことが生じ自分のためになるときには、満足すると言え
るだろう。

第 5 章　診断と医療的な訓練

　固定基準によって価値をつけ、何が正しくて何が間違っているか決定し、どのような症例にも当てはまるようにさせること、そんなことをここで我々は問題として扱っていないとはっきりさせておくべきだ。基準らしきものがあったにせよ相対的であり、多かれ少なかれ個人的なものにすぎないだろうし、その理由は、ある人に信念と行動があっても、だいたいその人の生育歴や環境の結果でしかなく、それ故に、そうしたものが判断されるに当たって、どんなものであれ固定基準に従って正誤を審判されるべきではないからだ。ある人種のある一時期にある行動が全く正しいとされ、それが彼らに自明だったとしても、同じ行動が、他の人種や別の時代には全く許されない行為として扱われることがしょっちゅう起きている。そこに環境と条件付けが大きな役割を果たしていると思えば疑問は解かれるし、各自が自分の価値基準に基づいて各症例における審判をしなくてはならない。ところが、自己の使い方という問題に特定して関わるなら基準は存在し、この基準は一般にも受け入れられるのであり、その理由は、あるやり方で使う機構で実際の行動をやってみればわかるように、この使い方に関連して生じてくる満足のいく基準において機能すれば、健康的な状況になり誰でも幸福になるからだ。熟考されたやり方で使うと、関連して生じてくるこうした望ましい状況を迎え、あらゆる環境下において「自然」で「正しい」ことが起きてくるし、これは確かに正当であると、我々全員が認められる。言葉の意味を深く受け止めてほしいのだが、しかし、これが固定基準での「正しさ」と思ったら大間違いであるし、その理由は、プライマリーコントロール（初めに起きる大切な調整）に基礎をおいた機構で動く有機体になり、そのやり方で使えば、あらゆる環境下にうまく合致するようにひとつの応用と適応をしているとはいえ、こうした環境に由来しているだけであり、従って、その時の「正しさ」は相対的なものであるかもしれないからだ。もう少し掘り下げると、ある経験をしてそこに含まれて得られた知識がこうした「正しい」し「自然」な自己の使い方だったら、

　　（註　「自然」とは通常の意味で私は使わず、ということはすなわち、実に、「自然」という言葉はこうした繋がりで見ていくと、ある法則として通常とは全く逆の意味になる。）

'The Use of the Self'

　その経験によって人が得るものは、通り過ぎていくひとつの判断基準で
あり、同じように、理解されても相対的な価値になるだろう、というのもそ
の理由は、この道筋ではその人は常に現実的な状況に立たされており、刺激
を受け取ったその時点でその人は決意しなければならず、どんなやり方で使
うと最適になるかを選び、そのやり方で動いて刺激に反作用しなければな
らないからであり、同様に、審判しようにもどの方向へ行って使うやり方が
一番で、どれが二番で、どれが次……と次々にやらなければいけないから
だ。この基準は相対的な価値を持っているとこの人が納得していれば、この
人の立脚するひとつの基準点としてしっかりそこで反作用し刺激を用い、現
代社会でやっていけるくらいには利用できそうだが、一方で、状況などとい
うものは常に変化しているのだから、正誤を最適に合致させようとして、ど
んな上っ面の基準や固定した規則を用いたとしても悪あがきでしかない。こ
うやって、自己は道具だと、この人があらゆる動作で用いている道具だと見
えてきて、続いて有効な判断基準が生じ、それがこの自己の使い方に合致す
れば、この判断基準は有効であり、関連してこの人の動作のあらゆるところ
でもうまく合致し、いわゆる「精神的」にも「肉体的」にも、双方にこれが
当てはまるだろう。有効な判断基準が思いから欠けてしまっているときには、
何を構築して正しい使い方をすればいいのか、そこへ至ろうにも「その目的
に正しく」合った意味合いではやれないし、そのせいで人は解決をもたらす
ことができず、ある変化によって自分をもっと良くすることができず、自分
の舵取りができず、他人への態度がうまく取れない。例のゴルファーや吃音
者のように、皆さんは変化したいのだが、しかし、その実践にあたりその目
的を果たそうとする唯一の使い方を、それしか知らないからとやり続けても、
その使い方は、関連して癖を生じるやり方になっており、我々が本書を通し
てそれを「習慣的」に自己を使うやり方と呼んでいるように、実際に、皆さ
んの使い方がこの習慣的なやり方になっている時には成功しないし、やろう
とすることを、理屈の通った正しいことにするつもりでもムダになり、そう
して、皆さんの習慣的な使い方は誤った方向へ行っており目標にそぐわない
と示されるくらいが関の山だ。他の判断基準を採用しないままでは、いくら
やってみたところで自分が慣れ親しんだ感じを頼りにして、皆さんの誤った

第5章　診断と医療的な訓練

習慣的な使い方になり、その使い方で働けばその時の目標に対して不適切に
なり、そのままの反作用で刺激に対応しほしい変化を起こそうとしても、皆
さんの直情的な反作用になるだけで、それ故、行く方向は古い誤った泥沼に
向かうだろう。

　こんな困難に立ち向かい様々な症例で対応するにあたっては、当テクニー
クを私が説明してきたように適切に用いて構築し、意識的な方向へ使うよう
になれば良いのだし、そうすると、直情的な反作用が抑制されて、その代わ
りに行く理知的な道筋が働き供給される。**この道筋**において得られる意識的
な方向へ使っていくと、生徒は徐々に発展し、高い水準で知覚の気づきや感
覚的評価もできるようになり、自分が何をどう使っているかわかるように
なってくるし、それだから実際の行動を起こす局面でも彼らに判断基準がで
きて、**自己の内側**で判断ができるようになり、ある使い方がその局面で正し
いのかどうか、目的に沿うのかどうかがわかるようになってくると私は発見
した。そうやって構築される判断基準があれば、自己批判をして、感じで印
象が運ばれているのを見直し、より深い経験へ進めるように問題を解いてい
ける。

　しかしながら私がここで強調したい重要な点は、この道筋を進む上で抑
制をし続けることだと言っておこう、というのも、結果にあわてていこうと
する（end-gaining）癖は実際にどこでもだれでもやっているし、そんな様々
な困難を今まで示してきたが、そこからどの例を取ってみても、抑制ができ
るまでは、そういったものの克服は永久にムリだろうし、一方で、この抑制
を味方につけて道筋に取り込めば、理知的に正しく働く「そのとき最適な手
段（means-whereby）」とそれで習得できる高水準における知覚の方向がで
きるからだ。

　お恥ずかしい私自身のケースとして、**抑制の継続**に失敗して、結果にあ
わてていこうとする（end-gaining）癖を止められず、それこそが邪魔をし
て、うまく新しい｜その時最適な手段（means whereby）｜でやるのができ
ず、朗誦ができなかった時代があったが、しかしその後、普通に話すときに
は私は自分で命令してこの新しい｜その時最適な手段（means whereby）｜
をやれるようになり、経験からもそうすることが「正しい」し自分の目的

175

'The Use of the Self'

に沿っているとわかる地点まで既にたどり着くことができたにもかかわらず、そのように朗誦できなかった、このことを読者の方々にずっと記憶しておいてほしい。それから既に紹介したように、例のゴルファーと吃音者がどのように動作するかを描き、いつもやらないようにと警告されていても、いかに癖で結果にあわてて行ってしまい、それが最大の困難になって皆さんが自分で自分に逆らい、未だ望んだように変化できないかを示したが、その時点で、皆さんが特定の結果を得られるようになるには、抵抗し、その刺激でその結果を得ようとすることを即座にはやらないでいることが要るのに、実際の中身は、皆さんが抑制を継続していないために習慣的に反作用してしまい、投影する方向を新しい使い方にするつもりでもそうやって反作用すると旧状に服しており、誤った習慣的な使い方で「正しく感じる」ようにやってしまう。

　いずれにせよ、癖で結果にあわてて行こうとすれば、間違った行為に皆さんがたどり着くだけで、例えば、ゴルファーが使う目でも吃音者が使う舌でも、こうした器官を本当に望むように動かすには良い方向へ行くように確固たる変化が必要であるし、自分の機構で全般的な働きが高まるにはどのような方向へ使うのかと、しっかり学習し習得して、それでやっと特定部位の変化が可能になろう。

　そんなわけで、誰でも、もし願望があり何かを変えたいと本心から思うなら学ばなくては行けないし、人生の原理をうまくやるために、抑制をして、即座に反作用することをどんな刺激に対しても望ましい結果を得るためには用いずに、そのうえで自分に機会を与えるためには、拒否をして、ゆり戻しによって慣れ親しんだ知覚経験へ舞い戻り自己流の古い習慣的な使い方で結果を得るやり方をしないように続けてどこまでも、ずっと**皆さんはこうやって抑制を継続しなければならない**し、抑制しながら、皆さんは働き新しい方向へ自分を使うようにやっていくしかないだろう。粘り強くこの原則通りにやれば、こうやって意識的な方向へ使うと徐々に感覚の判断領域も付随して築かれ、信頼に値する厳密な登録方法で印象を刻めるようになると、皆さんはきっとおわかりになる。

　私の過去にあった経験全てにおいて、信頼に値しない感覚的評価が様々な症例で下されているときに、続いて全般にわたる誤った方向へ行く使い方

が機構に生じ、同時に不満足な状況で機能することが示され、その場合、ある特定の刺激がひとつの感覚的道筋で始まってしまうと、その感覚的道筋で登録される反作用は全く異なるものになって、反作用がそこで実際に生じたようには登録されないのかもしれない。

これはひとつの事実として論証が可能であり、明白に不満足な調整になっている人類全体に観点をおけば、我々は否応なしに現代社会で行き着くところの深刻な症候群を露呈しており、私の表現で、ますます信頼に値しない感覚的評価に引っ張られているのだから、とりわけ私の興味を引いたようなアーサー＝エジントン卿の講義集である「科学と宗教」にまとめられたように、こんな警告があっても不思議は無い。

（註 「科学と宗教」再版。シンポジウム。A Symposium "Gerald Howe Ltd, London"）

私はかねがね強調してきた**実体験や経験**ということについて語るが、ここから追いかけてみるのは、近代物理学への示唆でもある。それにしても私は願うところか、全ての実体験が表面的な価値で測れるとほのめかしてもいない。世の中には幻想というものがあり、これに惑わされないよう試みなくてはならない。どのような試みであろうとも、深遠な宗教体験の意味を探ろうとすると、ここに我々の直面する困難な課題があり、それはどのように調査すれば幻想や自己欺瞞を除去できるかということになろう。こうした問題があるとは認めるが、申し訳ないことに解決への試みは、私にはできそうにもない……。理論化することを我々の偉大な友軍として真実を探求していくこともできよう。しかし、理論化は始める前提があってこそ可能であり、それはすなわち、議論の当初から我々が常に立ち返らないといけない、元にする確証である。こうした確証は土台として、物理科学の世界にさえ存在する。我々に手も足も出ない状態を自ら同時に認めるが、それは（おそらくすべてのうちで最強の確証として）自らの内側に能力を携え、自己批判によって確実性を検査し、自らの確証を検証できるまでは、その状態が続くだろう。それに、この能力があっても全く誤りが無いわけではないし、

ということは、全く誤りが無いとは言えない事例が、人間の脆弱さが関係
してくる時に生じて……・。

　アーサー＝エジントン卿が「惑わされないよう試みなくてはならない」
とおっしゃるところに、私は敢えて釘を刺したいのだが、私が本書で実体験
の灯りの元に著してきたように、単に惑わされないように「試み」ても、問
題は解決せず、必ずしも彼が示したようにはならないのではなかろうか。な
ぜなら全ての「試み」が始まるのはどこか個人的な確証からで、我々が何か
しようと「試み」をして多少なりともうまくやれるときもあるのだが、他
の所にも顔を出すように、この確証がうまく当てはまるとは限らないから
で、正直に印象を用いることができるなら良いのだが、その印象は我々の感
覚的な道筋を通過した媒介物である。従って、ここで確実な確証を持つなら
ば論拠が要り、我々の感覚が前もって自然に機能するように仕上がっている
ことが必要だ、と我々はよくよく見なければいけない。もしこれが満足のい
くものなら、我々の感覚的な登録で印象を測ると自分らが何をやり何を経験
しているのかわかるから、反応を刺激に対して起こすにあたって「試み」て
も、大抵は真実に近い登録になり、言い換えれば、この反作用が登録される
なら、大抵はその反作用は実際に生じていることと一致するだろう。ところ
が一方で、もし機能している自分らの感覚が仕上がっておらず不満足である
なら、自分の登録で何が起きているのかわかったつもりで、反応を刺激に対
して用いて「試み」をすると大抵は誤魔化され、その結果、この反作用が登
録されるなら概して異なっており、その反作用は実際に生じていることと不
一致になるだろう。
　私自身の症例で（それから全く同様にゴルファーと吃音者においても）
自分の「試み」でやろうとして、自分で信じる正しいことをやり、その基礎
を特定の確証において、自分としては知っているかのように正しいと思って
やり、そのうちにできるようになるだろうとどのような「試み」を続けても、
延々とした経験として常に失敗をただうんざりするほど繰り返すだけの頃が
あったし、それから、その後になってやっと新発見に導かれたときには、も
はや私は、やろうとしていなかった、この事実、自分が以前信じていたよう

第5章　診断と医療的な訓練

に「試み」てやろうとすることを、やらなくなっていたと、読者諸氏に記憶しておいてほしい。こうした事実、私の感覚機構がせっせと登録してきた印象は本物の印象ではなく、実際に生じていることから出た印象ではなかったという事実、そこに真正面から向き合うことになった。

それ故に今はっきりしていることは、自分の「試み」に基礎を置いてしまうやり方でこんな確証をすれば、自分にやってくる印象の媒介経路となる感覚の道筋を信頼に値しないままにして利用しているのだから、建設する前から土台を幻想上においているわけで、当然ながら、この確証でずっと進めば、理論化する前提を「試み」に置きどんどんやってその結果を欲するよう進めば進むほど、その行き先はどこまでもより深い自己欺瞞に陥るし、私がやってしまったようになる。

私がくどくどと強調して個人的な経験を示す意味があると思ったのには申し訳なくも理由があり、全人類の感覚的な仕上がり状況は間違いなく徐々に、どこまでもいつまでも、信頼できない方へと進み続けているからだ。

（註　特定の印象が登録され内側で何かの出来事が確立しても、それが正確な印象でなく、自然な出来事を現していない場合は往々にしてあると我々全員がどこかでうすうす知っているようであり、ここで、実際の例を挙げてみることにすると、我々の感覚的な機構がどれほど登録すれば「寒い」とされるか、ということについて考えてみて、もう一方に、どのように温度計が登録しているかその数字を見たとする、するとこの関係と同様でありそうなことに、ある人がどれほど攻撃されたと取り、そう登録して明白な軽蔑や非難があったとしようにも、もう一方の話者には全く覚えすら無く、それどころか他の誰にもそうは取れないしそのようにはとても登録できない事例もあるだろう。この辺りの事柄に興味を持たれた方は新聞を見れば毎日のように発見があるだろうし、証拠が見つかり、こういった登録による誤った印象に導かれて、誤った審判を下す実例が人生のあらゆる局面で見受けられるとわかる。

参照としてもうひとつ、CCCIの序文にジョン＝デューイ博士が書いている。
「CCCI: Constructive Conscious Control of the Individual・建設的に意識を用いて自己調整する（日本語未訳）。FM氏の2冊目の著作」
「……問題化し自己自身とその人の暮らし全体に降りかかってくるような全ての事例において、そこに不完全で低下した感覚的評価と判断能力が存在しており、我々自身と我々の行動の双方で自分で自分の足を引っ張るような誤った調整をして、心身統合体を間違った方へやっている。正しさ、とはそうやって形作られた我々の水準でできている。この影響は我々の観察一つずつ、解釈一つずつ、審判一つずつに及んでいる。それがひとつの要因としてもぐりこみ、我々が毎回行動するときにも忍念するところにも潜んでいる。……」）

いかに人類が発展の道へ文明を培い、潜在能力を発揮することが不可欠

‘The Use of the Self’

と思いながらいわゆる「精神」や「感情」や「身体」を働かすつもりだった
としても、一方で、人が満足のいく状況を維持して機能するような感覚的道
筋に大して必要性を見出ださず、こうした潜在能力が現われてくるように省
みてこなかったとは、私には奇妙に見える。そのように機能すれば人の感覚
的道筋はとても不満足になり、人類の機構で使い方が常に誤った方向へ行く
のは当たり前で、人類が努力して「やろうとする」と必ずそうなり、そして、
人類が「試み」て正しい結果をもたらそうとしても、この誤った方向へ進む
なら他に判断基準も無く、自己批判して自分を導くことはかなわず、人類は
ただこうした試みをむなしく続けるのも当然で、もともと信頼に値しない感
覚的道筋とはヒトを過ちに導くものだ。

　それ故に、自助努力を継続したり他人を助けたりする際には、誤った信
念・審判・確証などに頼っていないかどうか、そうしたものの源は感覚的経
験であり、そこに確認のないままやっていないかどうかと我々は危険を見据
えなければならないし、この機構で現われる一連の実体験が伝わってきたら、
そのときの機能は満足の行くものだったかどうかというところを見なおさな
くてはいけない。

　本書を通して著し実体験に光を当ててきたように、特別な道筋で機能し
ながら感覚的機構がずっと改善されていくことは可能であり、誰でもが利用
できる価値のある判断基準によって自己批判を進める手法があると、私は思
い切って提案した。私が説明してきたように当該テクニークを練習し実体験
なさった方々は、意識的な方向へ使う構築が少しずつできるし、そんな皆さ
んには、この道筋でやっと機会が訪れたから検査を継続的に確実に進められ、
自分の感覚領域で起きている観察と印象が実際に生じている現象と合致して
いくところが見つかり、その理由は、皆さんが意識的に投影している方向
へ行くなら、どんなときでも新しい改善された使い方になるからであり、そ
うなれば否応なしに継続して気付いていけるようになり、やっていてもやっ
ていなくても気付き、旧状に復して昔の直情的で誤った方向へ自分を使うと、
そのせいで感覚的に信頼できないようになって、以前やっていたまやかしへ
陥るように自分が自分でやっていたことがわかるようになる。もう少し継続
してうまく原理を応用していると、基本的にこの手順を自分の案内にして、

180

第5章　診断と医療的な訓練

　この原理を自分がやる全ての動作に応用するところまで来るし、そうなると
皆さんは自分でうまく組み合わせて「思いながら行動する」ことと、その時
の新しい感覚で観察して自己を使い道筋を進めることと、同時進行でできる
ようになっているとわかる。つまり、皆さんの気付きが広がって自分の反作
用の仕方が変わり、自分の感じでそのようにあるはずだとかそうなってほし
いとか思っているものとのズレがある時だけでなく、同時に、理知的な知識
で手段を講じてより良い反作用をすることもやれるようになっているわけで、
皆さんは、意識的に調べ続けることも、古い直情的な反作用が今まで邪魔を
して自分で自分のやりたいようにやれなかったのを阻止することも、同時に
両方できるようになる。

　仮に、ひとつのテクニックがあり、それで証明されたようにやって個人
が変わるなら、これをうまく利用した基礎を教育計画の根幹に据えることも
できるであろうし、そうなれば育ち行く若者が手に入れられるようになり、
ずっと有効な判断基準ができるから、自己審判にあたっても現在よりずっと
良い判断基準で可能になるだろう、というのも、現在広がっている状況を一
瞥すると、感覚的で誤った方向へ使っており、そうなると、導かれてほしく
ない方面に進んでしまいかねないし、時を経ればますます、理知的な反作用
の替わりに押し寄せてくる直情的な反作用になり、それが目の前に現れると
きには、偏見・民族や人種差別・直情的な烏合の衆・「自己決定」のやりす
ぎによる戦争、そうした諸々の現象になるのだろうが、ならば我々の嘆きは
いかなるものか、善意を悟り人類全てと地球の平和のためにする我々の努力
は全く無に帰してしまうのだろうかと問いたい。

（第5章訳注　第二次大戦勃発の7年前、この本が書かれた時点でのFM氏は、「アレクサ
ンダーテクニーク」と、自分の発見と技術に自分で命名するほどの自慢屋ではなく、「私
の主張する当該テクニーク」あるいは「私の発見を利用する」というような回りくどい言
い方をしていろ。後年になって、周りの人がアレクサンダーテクニークと呼んだのが今
でこそ定着しているのだろう。翻訳にあたり、あまりにも煩雑で紛らわしいので、「The
Technique……」とあるところを直接「アレクサンダーテクニーク」と訳した箇所が多々
あると、読者はお気つきになっただろう。
　さて、医者と医学会全般には頼れる部分もあるが、頼れない部分が大いにあるというこ

'The Use of the Self'

とと、経済戦争も含め世界中で戦争が勃発していることは、どうやら原著が書かれた80年前と現在で大差が無いようだ。現在の英国では、医学部の正式訓練にアレクサンダーテクニークを取り入れているところも一部あるようだ。しかし、その状況が大半であるとまではいい難く、ヒトのゲノム（遺伝子情報）が解読されたとニュースになる昨今でさえ、というよりだからこそ、この章に紹介されているのと同じような症例が目の前にごろごろしており、医師による診断が的外れになっているケースは現代日本でもあまりに多い。医学に悪気があるのか無いのか知らないが、全体性を失った医学的診断によっていつまで経っても治らなかったり、治るどころか余計にしんどくなったりしている患者さんには、わらをも掴むつもりで我々AT教師を頼って来られる方もある。FM氏と同様に、我々はそうした方を生徒として受け入れ共に学び、教育的手法で使い方を改善していく。全体の使い方が改善され、局部に見られた症状は減少していき、最終的にもとの症状が問題でなくなることは頻繁に起きている。

　現代社会におけるひとりの教師として、訳者の経験を一点追加する。大量に販売すれば製薬会社の経済は潤うだろうしそれが「善」という立場もありうるのかもしれないが、同時にその分、不適切で不必要な投薬による後遺症や副作用に苦しむ人々が世界中で大量に発生しており、FM氏の時代と現在とでは、比較できないほどそうした症例が増加したであろう。その場合でも多数のケースで投薬の代わりに、アレクサンダーテクニークを使えば改善へ進むことが確認されている。）

付録・リトルスクールと教師養成学校について

　本書の序文でお知らせしたように、以下に公開書簡を載せ、（アレクサンダーテクニーク）教師養成学校に関連しながら同時に、参考のためにリトルスクールでの実践を紹介しよう。読者にも気が付く方のいらっしゃることは言うまでもなく、望ましい出来事が起きるように、実体験を得ていくやり方で自己を使い、それが新しい不慣れなやり方になる際には、行為をしている実際の動作が慣れ親しんだものであれ不慣れなものであれ、必要な時間をかけることが「契約の最重要事項」になる。お子達で通常の30分レッスンに来られた後に外部の学校に通い1日の残り時間に観察をしなくなる、つまり、日常生活で当ワークを継続して用いているかどうかというところに観点を置かなくなる、するとその場合に皆さんは、せっかくの機会を有効に活用していないと実体験を通して確認され、だから私は決意し、もっとずっと良い結果を育むために、お子達が観察をもらい手助けを受け、教師は（アレクサンダーテクニークの）ワークを続け、そうやって学校生活を送れるように進めることにした。

　リトルスクールとはいうが、発端は実は単純なことからで、ロンドンのアシュレイプレイス16番地において以下のように始まった。あれは1924年のこと、ある少年がインドから自宅に送還されてきて、もちろんこの子は聡明な子であったのだけれども、非常に「神経質」ですぐに興奮しすぎておかしくなると、両親も気付き、このままではとても通常の学校生活を送れそうにないという事情で、こちらのレッスンに来られた。この子がこちらに到着したとき、私にもすぐわかり、彼のやる自己の使い方はまったく奇妙で最悪であったから、一旦、個人レッスンに加えて一日中ここに居なさいと決め、そうやって手助けを受けて、新しい自己の使い方が働くようにやりながら、読み書きや他の授業の学習を続りなさい、という手はずになった。それを知った他の親御さんで、その時にご子息が当方で個人ワークを受けている

最中の人々からも同様に、援助してほしいと頼まれ、そんなこんなでリトル
スクールを開始する次第になった。それからというもの、お子達や若者た
ち、つまり幼児からティーンに至るまで、まず個人レッスンを受けてそれか
ら教室に参加してもらい、実体験を獲得するために原理と手順を応用しなが
ら様々な動作に及ぼすやり方を、人にもよるが数週間から何学期にわたって
やってきている。自然の成り行きとして、この学校の授業では教室の各個人
のやる作業内容がそれぞれ異なり、年齢や個別の希望に沿って行われてはい
るが、しかしながら、全ての基礎に特別な原理を本質的に用いた当テクニー
クがあるからには、すなわち、結果そのものは、彼らが作業していることで
あっても大して重要ではなく、比較すると、もっとやり方を大事にしながら
行く方向へ自己を使い、そうやって結果を得るように進めていく。
　こうして発展してきた当ワークで、私は幸運にも協力者に恵まれ、実弟
のアルバート＝レデン＝アレクサンダー氏、エセル＝ウエブ女史、アイ
リーン＝タスカー芸術学修士に助けられ、そこへ後になって、E＝A＝M＝
ゴールディー女史が加わった。タスカーさんは広範囲に様々な教授法に長け
ており、個人授業も寄宿学校でもすでに経験豊かであり、私のテクニークを
習得する前から学んでいらした。彼女の計画に基づいて指導が行われ、ワー
クがこの学校に導入され、そこへ1929年1月からゴールディー女史が参入
するなど、お子達がより良い教育を受けられるような援助が続いて、今では
職員全員が個人レッスンをするまでに至った。
　さて、我々が継続しているもう一方の実験は教師養成学校であり、そこ
で初めの5カ月が経過するまでの初期におけるセッションでは、相互作用す
る関係を築くことを目標として掲げ、練習生諸君は個別の事情に関するおお
よそのワークを個人レッスンで進めながら、グループワークでも必要なこと
を授けられ、実体験が必要に応じて目の前に出され、教師になるために不可
欠なことを学んでいく。結実に向けて練習生はワークを続け、毎日の数時間
を教師の指導の下に過ごし、残りの時間を捧げ授業で学んだことを継続して
復習し、お互いに協力しながら、常に厳密に粘り強く目標へ向かい、このテ
クニークの奥に潜んでいる原理のところまでずっと深めていく。成果をそう
やって段々に得られていけば、このやり方がうまく行ったと信じられるよう

になるかもしれないし、最終的に18カ月にも及ぶ訓練期間の終了間際にも
なれば、やっと練習生諸君にも教えられるようになり、お手伝いをリトルス
クールで試して、このワークをお子達と実践できるようにもなるが、ここま
でがトレーナーの監督下でなされる訓練だ。そのように進めていくと、より
多くの個人的なかかわりを伴いながらお子達と付き合うことができ、従って、
練習生とリトルスクールに学ぶお子達の双方がより素晴らしい成長と発達を
し、それが限られた時間内にも可能になるのであろう。

　以下の公開書簡に、読者の皆さんへ参考になるように、組織的な計画を
載せ、いずれは発展して大きな学校となる可能性もあると示してみたいし、
同時に教師養成学校についても触れていこうと思う。

公開書簡
教師養成学校への参加を希望する方々へ

　ロンドン市南西区アシュレイプレイス16番地

　何年間も過ぎ去ってしまったがその間に私の捧げてきた時間と思いは、
どうやったら、その時最適な手段（means whereby）を生徒諸君が訓練で
き上手に運び満足のいくように、このテクニークを担い、私の前著作である
「人類の最高遺産」と「建設的に意識を用いて自己調整する」にあるように
実現できるのかというところへ向いていたし、その結実へ向けて、医療関係
者や他の職業人で私のところへおいでになる際に生徒となって来られた方々
から、私はサポートとずっとありがたい刺激を受け続けた。ずっと物怖じし
ていた私であるが、それにしても、確実な計画で実践的に運用しこの考えを
実行に移すとしても、その前に知りたいことがあったからで、主なものは、
　（1）なぜなら、思うに得策としてまず自分の見解を出版してみて、申し分
　　　なく判断を受け、私が正当だと確信して人々に教えてきたように、教わっ
　　　た人も教師として他の人に教えられるようになる訓練をやるべきかどう

なのか知りたかったから。

(2) なぜなら、私はひどい困難に出会い、自分自身の試みでは散々な目に
あうことをいやになるほど重ねたのであるが、同じ可能性が生徒諸君に
生じうる題材を扱っていくなら、彼らが十分に獲得し、必要に応じて実
践できるように実体験を重ねていくまで教授する必要があるし、それで
は時間的に克服できないように思えたから。

(3) なぜなら、私の願いでできるかぎり確実になってほしいことがあり、
結論として、最初の教師養成訓練を開始する前に、まず需要があり、私
のワークの教師になりたい人々がいなければお話しにならないからだ。

こういうものだった。

まず (1) に関連して、現在の私が以下の方々からいただいたコメントが
あった。教育界や医療界で権威とされる面々が下さったものであり、この
方々は機会を作って私のワークを観察し、検査によって価値を原理に認め、
その基盤からサポートをくださり、おかげで最終的に私は決意ができて、教
師養成学校を始めることにしたのである。

ジョン゠デューイ教授
リットン伯爵、（警察署長）
リンデン゠マッカーシー卿
E=E゠ローレンス女史（フローベル協会会長）
ルーシー゠シルコックス女史（サンフェリックス学校校長）
A=G゠パイト氏（ウエイマス大学学長）
A=J=D゠キャメロン弁護士
マンゴ゠ダグラス弁護士
パーシー゠ジェイキンス医学博士
ピーター゠マクドナルド医学博士
R=G゠マゴ‐ワン医学博士
A=マードック弁護士
A=ラグガン弁護士

付録

　ジョン＝デューイ教授からは、前著「建設的に意識を用いて自己調整する」で序文を下さったから、ここに再度載せようと思う。
　「もう何年にも渡りアレクサンダー氏の手法を学んできたが、実際の手ほどきを受けていると、まるで鋭く突き刺されるかのような事実が浮かび上がってくるし、彼がテクニークを適用すると、我々の考えや自己に対する信念体型や自らの行動に対して、全く同じ手法で実験がなされて、新しい知覚観察が築きあげられ、追試し手段を発展させながら思考していくと、それが元となって全ての進歩が身体科学にもたらされていく。……アレクサンダー氏の発見した手法で厳密に追及し、相互作用を調べていく関係は以下の両者間、身体と精神との間にあるが、それは同じ全体からの表れであるとして、創造へと、新しい感覚的意識を伴った新しい態度と習慣作りへと目標が進められる。このひとつの発見で全体に隈なく科学的な発見が生じ、それが利用できるようになると、余計なことをやめていくというよりもむしろ、全人類の使い方が向上し、我々の建設的な成長と幸福に尽力することになるだろう。……こうした発見が成され、この手法が手順として完璧に仕上げられる際に、大人で、ひどい協調状態にある人がいなかったならば、そうは成され得なかったであろう。しかしこの手法は治療ではなく、これは建設的な教育である。これを若人らや育ち行く世代に広め、正当な領域に応用し、彼らが所有できるようにできるだけ幼いうちから、人生における正確な水準を感覚的評価と自己認識にもたらすことは可能である。そしてもし、現実として適正な人数の新世代が正当に協調できるようになったあかつきに、初めて、未来の男女が自分の両足にしっかり立脚することができ、満足のいく心身統合体になって穏やかに、いつでも用意ができている状態にいながら信頼や幸福に向かい、恐怖や混乱や不満がおきようとも、その運命と戦い不慮の事体にも適切に対応しながら自らの環境の中で過ごしていけるように保証されるだろう」

　リットン伯爵からは、
　「……あなたのワークは全人類に役立つものです。あなたがそのテクニー

クを他の人にまで使えるように訓練し教師を育成するなら、そんな素晴らしいことは人類全体の夢でありましょう。……・」

マッカーシー卿からは、
「……・教師養成学校ができると聞いて、私は大変うれしく思います。他の何物にも換えがたい、重要な価値を貴兄のワークに認めるからです。……・」

ローレンス会長、シルコックス校長、パイト学長から連名で、
「いよいよ教師養成学校をお始めになると聞いて、私どももたいへん喜んでおります。個人的な体験からも言える事ですが、全人類があなたのワークからとてつもない利益を得られるであろうと思いますし、大人にも子どもにもたいそう役立つように、貴方の「手を置く」方式で教育が進むことを願っております。……」
キャメロン弁護士、ダグラス弁護士、ジェイキンス医学博士、マクドナルド医学博士、
マゴ‐ワン医学博士、マードック弁護士、ラグガン弁護士から連名で、
「……医学に関わる我々が、貴兄のワークを保証します。というよりも医学界において、現代ほど貴兄のワークが希求され、それがいかほどかは計り知れないと申し上げましょう。……教師養成学校設立おめでとうございます。……」

まことにありがとうございます。

（2）に関して、現在の私には満足に提供でき、教師養成学校の練習生が題材を得ていくのに実践的な経験を通して教えることができると確信したし、教師養成訓練とリトルスクールで子どもらと共に同時進行でワークをやってきたことにより、徐々に発展する連関ができたおかげで、私のワークが開発されてきたからだ。この学校では子どもらの年齢はまちまちであるが全員が教わることに、どうやって応用すれば原理と手順を私のワークにあるように

用いられるかという内容があり、普通に学校でやることをしながらもそのように続け、そこで私は自信を持つようになり、実体験が得られるように複合的にワークを進めて、練習生と子どもらの双方が最大に得をするように、全ての問題においてやっていけば、それでうまくいくとわかった。

（3）に関して、実践に使えることを数々の医学者から知らされ熱望を聞くにあたって、このワークを利用することは教育界と医学界の双方において正当性をもつと私にも信じられ、そうなれば教師の需要は急速に成長するだろうから、おそらく供給を増やしてもよいだろうし、それで3年に亘る教師養成訓練に達成目標をおくことにした（1931～1933年）。ここに、どれほど広い領域に拡がって教師達が私のワークを進めていくのだろうかと示され、申し上げてもよいなら、過去の26年間に生徒さんが私のところにいらしたわけだが、英国やアイルランドの隅々からおいでになったことは言うまでもなく、欧州各国・豪州・ニュージーランド・カナダ・南アフリカ・南アメリカ・エジプト・インド・合衆国、（ニューヨーク・マサチューセッツ・コネチカット・ニュージャージー・ペンシルバニア・オハイオ・ジョージア・アラバマ・サウスカロライナ・イリノイ・ミネソタ・ネブラスカ・カリフォルニアなど）から見えた。現在も申し込みが次から次へとひっきりなしにあるのだが、しかしながら、それでも比較すればこれは少ない部分であろう、というのも、ロンドンまで来られない方々の熱望があり、ご自分の近所に私のワークを教えられる教師がいればどんなに良いかと思われる方々はうんといらっしゃるだろう。

私の前著作をお読みでない方々へ、的確な情報によってお知らせをするためにも、私が指摘して置かなくてはならないことがあり、それは、私のワークを教える教師にまでなりたいとおっしゃる方々は、自分の訓練で原理と手順を用いてこのテクニークを実践し、自分自身で自己の使い方をうまくやり日常生活を過ごせるようになっていなければならないことで、それができるまでは同様に、他人に教える試みなどできるはずがない。ここに差異が歴然としており、私のやる訓練は他にある全ての形式による訓練とも違うものだ。医学・心理学・神学・法律学・哲学などどんな他の学問であろうと、

'The Use of the Self'

学生諸君は訓練を受けて構わないけれども、事象として、自己の使い方が必要とされていないことは問うまでもない事実であろう。しかし、訓練によって当教授方法を可能にするには、前もって、相当な分量のワークが練習生個人において成されていなければならないし、それでこそはじめて練習生は習得し、自己の使い方を満足にやり続けられ、そうやって彼らが高い水準で自己の使い方ができるところまで到達できた場合に限って、その練習生に機会が与えられ、実践的に教授していく実体験を進めてよいことになる。

　しかしながら、こうした個人的なワークに加えて、授業集団でのワークは不可欠であり、そこでのグループ学習は人数が5～6名までに限定され、一緒にワークを進めていく際に経験豊かな教師から受講していくことになる。練習生が一緒にワーク（working together）を継続する時に、しかしながら、グループの一人ずつに毎回順番に機会は授けられ、そうして役割を果たせるガイドや助言者になれるような仕組みがひとつの部分として、一日のワークの中に組み込まれていく。

　既に二箇所から寄付をいただいた折にお約束したように寄付団体が結成され、それで、将来的にはひとつの学校ができ、教師として職業が確立していき、そうやって配属される方々の中には、その方々の教える要素として当該テクニックを私の著作で著したように利用できる人も増えていくであろう。リットン伯爵・マッカーシー卿・マクドナルド医学博士らが委員として関わってくださり、この寄付団体はすでに出航したし、この会の各会員さんがあらゆる方面へ向けて、間口を広げてくださるであろう。

1930年7月22日　　F．M．A

　この付録は、当然現在では古すぎてそのままでは使えません。
しかし現在、以下の場所に問い合わせることはできます。
　The Secretary
　Alexander Institute
　3B Albert Court
　London　S．W．7

教師養成学校とリトルスクールのその後
および現在のアレクサンダー世界状況

横江大樹（DJ）

　本文から読み取ると、正式な教師養成学校が開校される 1930 年以前から、
熱心なお弟子さんには自分のワークを教えていいという許可が与えられており、
アレクサンダー兄弟が中心指導者である世界初の教師養成学校とアイリーン＝
タスカーさんらプロ教師が中心であった子ども向けの学校リトルスクールと併
行して運営されたらしい。

　そうして 21 世紀、この学校の流れが現在どうなっているか、ということの
ほうが読者には興味がおありだろう。

　全世界にアレクサンダーテクニーク教師養成学校があり、2009 年には公称
で 1 万人ほどの AT 教師がいるようだが、全員がなんらかのトレーニングを経
た人々であろう。

　英国における教師養成学校の例を挙げる。一人のトレーナーに対して 5 ～ 6
人の練習生という少数精鋭のグループ、逆算すれば練習生が 15 名いる学校に
はアシスタントも含めトレーナーが 3 人以上はいるだろうという密接な関係で
進む。一日 3 ～ 4 時間、一週間に 4 ～ 5 日のペースで 3 ～ 4 年継続し、卒業の
目処はおよそ総計授業数 1600 時間とされる。これは一般の大学卒業に匹敵す
るかそれ以上の時間数だが、トレーニング中に求められるワークへの関わりは
一般の大学以上に厳密で繊細になろう。時間数があってもそれだけではダメで、
卒業にあたってかなりの理解と技術習得がされていなければならない。英国に
おけるアレクサンダー教師免許は学校の教員免許や医師国家免許のようなもの
で、病気などへ対する予防的見地から健康保険でアレクサンダーテクニークの
授業を受けられる場合もあるほど普及しており、学制上で看護師や医療関係者
と同等の扱いを受けるためにも、教師養成コースの形式的な枠組みは厳密であ
るようだ。

　一方の日本では事情が異なり、行政が関与するような法制度は今のところ

'The Use of the Self'

無い。働きながら学べるように土日を中心に授業が展開し、4年以上かけて総計授業数 1600 時間程度、ゆっくりじっくり道筋を養う計画で進むコースが多いようだ。

そうした学校同士に顔見知りがいれば緩やかな繋がりもできそうであるが、正式に国境や言語を越えて全てを総括するような組織作りをするとなると、集合へ向かう力と独立を求める力と双方向が拮抗している。おおまかにでも全体像らしきものを把握できるのかどうか、手に余るような気もするがとにかく、自分の経験したいくつかの集会などでの情報を元にこれから述べてみよう。

ゆるやかな繋がりで数千人単位が参加しているかのように見える大きな団体は存在する。STAT「(Society of Teachers of Alexander Technique)」に代表される各国にあるアレクサンダーテクニーク教師組合は、本場の英国から始まった。ドイツなら GLAT、イスラエル ISTAT、インド INDSTAT など、世界中で国ごとに多少の差異があり、現在は特定の国が主導しているわけではないが、おおよそ最大規模の所帯といえるだろう。

細かく見る。創始者 FM 氏の生前には自分自身が主宰する教師養成学校以外に、他所でトレーニングスクールを作ることを認めなかった経緯があり、英国では、1950 年代に彼が亡くなった後に直弟子が中心となって初めて各地に教師養成学校ができたようである。大きなところから人数順に、カーリントン派・マクドナルド派・バーロー派の流れがあり、この辺だけで 21 世紀の現在、数千人単位の出身教師がいる。その他英国にはスコット氏・ウオーカー氏などいらっしゃり、こちらの学校も丹念に継続したけれども数千人という規模になるようなやり方はしなかった。

一方のアメリカでは、FM 氏の実弟 AR 氏とアシスタントを長年勤めたマージョリー＝バーストーの流れが草の根的に広がっているものの、独自のトレーニングスクールを開校することはしなかったようだ。F. P＝ジョーンズ氏は著作もある有名な FM 氏の弟子だが正規の教師養成学校を設立しようとした矢先に亡くなったそうだ。そうした事情から現在、こうした巨人のアシスタントなどで長年学んだ方々が後年になってから立ち上げた教師養

成学校は存在する。

　その他に、独立系学校もあり、全く独自でやっている数人規模から、卒業生を中心に数百人規模になる団体まであるようだ。

　現在の世界各地にある教師養成学校は大抵上記の FM 直弟子からすると、孫や曾孫のようなものである。そんな人らが集まるアレクサンダー国際会議（AT Congress）での印象を述べる。これは今まで 20 年ほどにわたり 4 年に一回ずつ開催されてきており、世界中のアレクサンダーテクニーク教師に開かれた集まりで、会議単体の参加人数としては AT 界で最大規模になろう。ちなみに 2008 年と 2011 年の会議はスイスのイタリア国境にあるルガノ市で開催され、会議参加者は 400 ～ 500 人程度であった。FM 氏の頃にできた基準をおおよそ守っている学校も多い一方で、新しいやり方で訓練をしている学校もある。これだけ人数が増えると、人の常として派閥もでき、極端な場合には、お互いに相手の派閥を AT 教師として認めていないというくらい激しいようだ。残念なことのようにも見える一方で、言い分にはもっともらしいところもある。

　その時最適な手段（means whereby）がしっかり理解できておらず、感覚的評価に自分自身が浸かったままで自分の面倒も見られないのに、ある人から「お免状」らしきものをもらったからという以外に論拠の無いままで、他の人に「気持ちが良い感じ」のするワークをしているようでは、そんな人間を AT 教師と認めるわけには金輪際いかない、という主張を、ある STAT 教師から聞いた。

　時間だけかけてもそれだけでは十分とは言えず、ベテランだからといって中身が伴っているとは限らないし、椅子とテーブルを使ったワークを形式的に極めても実生活全般では使えず、とりわけパフォーマンスには使えないじゃないか、もっと柔軟に広くやっていく必要がある、という意見もあり、これは比較的新しい独立系学校出身の教師から聞いた。

　日本も例外ではないが、歴史が浅くまだ発達段階のために制度が整わず、法的にも技術的にも AT 教師認定基準が厳密には確定していないような国々は存在し、そこで本来は良識が問われるべき所であろうが、「自由」契約で

は「退廃」した契約も成立可能であり、練習生にしてみれば短時間で訓練が終わるなら授業料は安く済むし、教師になるための課題が少なく手っ取り早く免許らしきものがもらえるならそのほうが「ラク」で良いと思う人もいるだろうし、学校側にしたらそうした「教師養成学校」なら軽い気持ちで生徒が入れるからたくさんの生徒を集めやすく金儲けに好都合であり、「自己責任」の名の下に学校が重大な責任を取らないままで生徒を卒業させても大問題にはならないという思惑が働き、双方の事情がマッチするのである。

　一方で、FMアレクサンダー氏がたゆまぬ継続をしたように、しっかり原理と手順を修めることを目標としているために丁寧で厳しく、だからこそ長い時間もかかり授業料もその分嵩む学校で、何十年もそうやって続けているうちにいつのまにかズレてきてしまい形式主義に陥り、気が付いたら自由に動けなくなっている所もあるだろうし、それでは流行らなくて当然である。

　上記のようなありさまを感じたことが執筆者にもあり、実際に「ほんとうに大丈夫なの、この人」という教師はSTAT系でも独立系でもいるように感じた一方で、優れた教師も双方にいると観察でき、授業交換によって個人的な体験としても確かめられた。結局は、生徒個人対教師個人で、好き嫌いまで含めるとどうなるのか一般論では言えないのかも知れない。創始者FM氏は天才だったのだろうが、だからといってアレクサンダーテクニックそのものを特別扱いせずに、他の英語やらテニスやら自動車教習所などを思い出してみれば、教師といってもピンからキリまでいて不思議ではない。「では、おまえさんはどうなのか」と訊かれると、それなりに自分の面倒が見られて、そこに立脚して授業ができると私自身は思っているけれど、それが万人に受けるのか、世間で流行るのかという意味では、心もとない。

　そこでひとつ皆さんにお知らせをするならば、もし、皆さんが実際にAT教師とワークしたとして、それにあまり馬が合わないと「感じ」たならば、そこにはいろいろな理由が考えられ、十分に健全なワークだったなら、生徒自身の感覚的評価があまりにも汚れていた為に、AT教師との経験で新しい不慣れな使い方になり「ヘンな感じ」がしたのだろうけれども、もしかすると、単に教えた人が教師とは名ばかりで技術不足な「感じ」人間だったのかもしれないし、あるいはその教師が技術という名の形式主義に陥っていたの

かも知れないし、そこら辺でどうなっているのかを見極めないといけないだろう。何人かの教師をあたってみてから、その中で好きな教師を選んでじっくり学ぶのも一興である。ちなみに、執筆者の思う適切な教師とは教える以前から、立ち居振る舞いが機能的に美しく、誰に対しても人間を尊重する態度のある方々である。

　一方のリトルスクールはどうなっているのかというお話。
　1930年からしばらく成功裏に継続したが、第二次大戦でロンドンも空襲がひどくなり、一旦休止になったままでずっと現在に至っている、つまり消滅したようだ。別の場所に、正式にリトルスクールを継承している子どもと歩むアレクサンダーテクニーク学校を探したら、リトルスクール直系の子孫とみなしてよさそうであり、学校全体でアレクサンダーテクニークを基礎とすえているところがあった。学校の歴史としては40年ほどのブランクはあるが、アイデアはしっかり引き継いでいるエジュケアスモールスクール（Educare Small School）はロンドンに1997年に設立された。http://www. educaresmallschool.org.uk/
　リトルスクール設立から関わっていたエセル＝ウエブさんの関係者エリカ＝ウィティカー（Erica Whittaker）さんが関わって創設され、現在も毎日ATが教えられている。その他には、我々の取り組みである名古屋エスクールのように世界的な流れであるオルタナティブスクールで小規模に実践されている可能性もあるが、それが大々的に現われる所まではきていないようだ。
　しかし視点を変えてみれば、個人的に子どもたちと関わっているAT教師は確実に存在する。実際にお会いしたAT教師には、「自閉症」や「学習障害児」とかかわる学校で働く人・シュタイナー学校で働く人・一般の高校教師などもいて成果をあげている。大学ともなれば正式科目として取り上げられているところも多く、有名な英国のRADA（王立芸術院）などではATが全生徒に必修科目となっている。国によっては医学部における正規授業としてアレクサンダーテクニークを一定期間履修するところも増えてきている。

＊現在実践できる所

ATK：アレクサンダーテクニーク教師会

　http://www.atkj.jp

　日本国内にいらっしゃる読者の皆さんがアレクサンダーテクニーク教師を見つけたいならば、全体として数多くの教師が登録しているサイトに、ATK;「アレクサンダーテクニーク教師会」がある。ATK 正会員資格は AT 教師にあり、一方で一般の方でも、会に賛同される方は誰でも ATK 準会員になれる。会員限定のワークショップや特典もある。

　それ以外にもコンピュータで検索すると、アレキサンダーテクニック、アレクサンダーテクニーク、アレクサンダー・テクニークなどややこしいが、とにかく各教師が発表している URL を発見することもできるだろう。

ATI：アレクサンダーテクニークインターナショナル

　http://www.ati-net.com/

　世界中に AT 教師がいるとお知らせしたが、独自の教師認定基準を持ち、一般の方が賛助会員として誰でも入会できる国際団体がある。ATI（アレクサンダーテクニークインターナショナル）といい米国ボストンに本拠地がある。AGM（年次総会）では、楽しい授業や交流会が毎年開かれている。そのうちに案内が各国語に訳されるように活動中ではあるが、現在は英語のみである。近いうちに日本で AGM を開きたい。

STAT：Society of Teachers of Alexander Technique

　http://www.stat.org.uk/

　全世界に展開している。厳密な運営は各国ごとに別の基準がある。

　この URL は発祥の地、英国のもの。

　日本国内でも教師養成学校はいくつかある。東京・名古屋・京都・大阪・奈良・岡山・大分・福岡・長崎などに各トレーナーの個性溢れるユニークな学校を見つけることができる。ちなみに、執筆者が主催する ATJ: アレクサ

ンダーテクニークジャパンは名古屋・長崎などに拠点がある。

http://www.atjapan.jp/

和製リトルスクールというには違いが大きいが、十代の子どもらや学生諸君がアレクサンダーテクニークを日常的に学べるオルタナティブスクールとして名古屋エスクールがあり、活動は約20年続いている。喘息やからだの怪我・病気・後遺症などで「体調」不良とされていたり、「自閉症」・ヒステリー・多動などありとあらゆる「精神」的な障害とされているお子達もどんどん元気になっていく1〜3カ月の短期コースがある。長期的には公教育である小中高等学校の代わりに何年間かを過ごし、手法（メソッド・method）としてATや高速学習法を身につけ、科目（サブジェクト・subject）の英数国理社なども別の（オルタナティブ）やり方で学ぶこともできる。

文部科学省未認可の「学校」である。

名古屋エスクール

http://escool.jp

用語集

横江大樹（DJ）

　原書ではアルファベット順に専門用語の羅列と該当するページ番号のみがあります。同時に、引用先の著作・著者名が載っています。英語なら本文中の該当箇所を見れば、用語の意味がわかるようなところもあるでしょう。それにしても、FM氏本人の本文中にある専門用語あるいはアレクサンダージャーゴン「業界用語」については英語世界でも議論が絶えないところです。

　なんとか日本語で理解する為に、翻訳者の選択で重要な英単語を抽出し、日本語訳と合わせて突っ込んだ解説をすることにしました。そこで皆さんの理解に役立つように、注意点を3つにしぼって前もって記しましょう。

・注意点

　第一に、無意識でやっていることを意識化する作業に役立つような言語にしなければいけないから、もともと概念としてすぐにはわかりにくいところがある。

　アレクサンダーテクニークを利用して余計にやっていることを減らしていけば、不必要な緊張は無い方へ行く。しかし、無い物をどのように説明しよう。例として、もし皿を1枚だけ見ていたら、どのように言い表すことができるだろうかと考えてみると、皿があるとしか思わないだろうし、大きさや絵柄・産地などに興味を持つかもしれない。ところが、2枚皿があって、片方に料理がのっており、もう片方に何ものって無ければ、先ほどとはうってかわり、皿の産地や色などどうでも良くなり、むしろ料理があるか「無い」かの方がすっと重要なこととして、一方の側で皿全体の性質が重要になるとお分かりになるだろう。そこで、ある人が今までの教育の結果として1枚の皿を研究することだけ一生やってきたために、2枚の皿が目の前にあっても、1枚ずつ単体でしか調べることをせずに、違いを見る術を知らなかったらどうなるだろう。違いを調べていく術を知っている人と、同じ皿（複数）を調べて、結果はどのように異なるだろうか。Dish（皿）というのは料理された食べ物の意味でもあるのだが、焼き物の皿の材質や産地ばかり詳しく調べて一体どんな料理であるかに全く触れていないレポートも作成可能であろう

し、もう一方で料理だけ記述したレポートも可能だろう。では、何が無いのだろうか。

　第二に、難しい長い用語や造語で説明するというよりも、むしろ日常語を限定された意味に再定義して使用しているものが多く、そのために誤解を受けやすいところがある。

　例えば、英語で名詞の一つを選んで、「use」という言葉より適切なものがあればそれを選んだ方が良いのだけれど、他に思いつかないというようなことをFM氏自身が書いている。それを、日本語にすると、「使う・使っている・使われている・使うような・使い方Etc……」など「てにをは」を含めてその都度上手に選ばないと、日本語にならない。というより、「自分を使う・自己を使う・自己の使い方」という言い方を初めて耳にして、変だと思わない人がいるのだろうか。

　第三に、元が日常語ということは、やまと言葉のようなものだから、外国語にすると語感の差が必然的に内包されている。ましてやシェイクスピアかぶれの文体である。

　例として、「かしこい」という言葉をあげると、関西弁と標準語で同じ意味だろうか。京都の人なら「あの人、ほんにかしこいお人やし～」とは、「彼はどうしようもない愚かな人だ」という意味になる場合がはるかに多く、「彼は思慮深い人である」という意味で使う場合は希少だろう。

　アレクサンダーテクニークを学ぶ上で大変重要な概念であるend-gainer（エンドゲイナー）を直訳すると、「結果を得る人」である。我々が、もし普通の語感として「エンドゲイナーでない」ならば、例えば、お腹が減って何かを食べたい時に、「結果を得ることをしない人」になってしまうから、何も食べない人ということになる。この場合エンドゲイナーならご飯にありつける。ややこしい、FM氏の言い回しである。よく咀嚼して、かしこうなっておくんなはれ。（？）

　また、既刊のアレクサンダー関係書籍でも用語の様々な訳出があり、中には英語での専門用語として定番となっているものを一対一対応したかのような定番日本語訳もありそうです。もとより外国語であり翻訳では完全に同じ意味にはならないのは当然でしょう。

　To be, or not to be. it is a question.

　「生きるべきか死ぬべきか、それが問題だ」有名な訳です。

ところがお芝居中の文脈で、亡霊を見た（ような気がした）ハムレットが、そのことを自問自答するセリフなら、「（先王の亡霊が）存在するのかしないのか、そこが疑問だ」としたらこの場面でよりしっくり意味は通ります。しかし、習慣的な言い方ではないから新しくまだ不慣れな感じがする人もあるでしょう。

いずれにせよ、その時に訳出された諸先達の努力に敬意を表したい一方で、翻訳者の理解に従い、本書で訳を変更したものがあります。原典から割愛した箇所がありますが、これは不要だからです。現在の日本で手に入らない英文引用文献や80年前のロンドンでの連絡先などを省きました。その代わり現在の日本で使えそうな連絡先などは、この前述してある「付録に関しての補足説明」の最後の部分に載せてあります。海外旅行の思い出に、短気留学に、外国で授業を受けたい場合にも、ATI・STATに直接問い合わせるか、どこか国内のAT教師か、AT教師養成学校へ訊けば、たぶん親切に連絡先を教えてもらえるでしょう。

Activity　　行為・行動・動作

反作用が刺激に対して起きること。何をしているときも、人は動作をしないではいられない、そうしたあらゆる行動のこと。あくびも眠りも、急ぎ足で電車に乗ろうとあわてるのもすべて行為・行動・動作であり、何をしているかということと同時に、「どのように」やっているかをアレクサンダーテクニークで研究していく。なるべく無駄が少なくすなわち効率がよく、自分をダメにする動きを少なくすなわち必要最小限になるように、思い動けるようなやり方を練習するが、困ったことに初めのうちは慣れておらず、それが誤った感じや変な感じがする。

Awareness　　気づき

習慣的な感覚的評価（感じ）をあてにして動くのは無意識的であり、うまくやるような感じでいつものようにやれば、今までと同じ結果になるから、失敗を繰り返している人にはこのうまくやれる感じは全くあてにならない。そこで、「気づき」が増えるように意識的に練習していくと徐々に改善されていくはずなのだが、気付いていなかったことに、気付いていく練習をするのだから、根気と自分を許してあげる優しさを養うことになる。

Back　背中。背中側。英語では本来的に「うしろ側」という意味

　語感としては、日本語の「背中」より広範囲に、首の後ろから肩・背中・腰・おしりの終わりまで含んで思う方が近い。人が動作するにしても、Back が狭く縮まって動くやり方と、Back が長く広くなって動くやり方と大別できそうだ。

　Back back.　うしろは後ろに行く、という方向もある。

Breathing　呼吸

　我々同様に哺乳類である鯨やイルカを例に出すまでも無く、口は本来食物を取り入れる場所であり、哺乳類本来の呼吸は鼻と皮膚を主に通して行われるように身体構造ができている。ところが、専門家といわれるアナウンサーや歌手・役者でさえも、口から呼吸する音が聞こえるほど口呼吸が行われており、ありとあらゆる誤った習慣で呼吸しているだけでも気の毒だが、その中に自分では「正しい」と感じて、その呼吸法を広め、腹式呼吸・胸式呼吸・ETC とやっているのはほぼ公害のようだ。それに皮膚呼吸でもかなりのガス交換をしているが、ほとんどだれも毛穴呼吸を提唱する人はいないのはなぜだろう。全部の使い方で余計なことをしなければしない（抑制する）ほど、呼吸はうまくいくし、呼吸している感じはしなくなる。

Consent　同意する

　ある行為に対して、条件反射的に進めるやり方にダメ出し、No、つまりやらないままいる同意をして、より効率的なやり方に OK を出す、つまり別のやり方に同意を出す。問題行動があって、そこで変化したいなら、すぐにそちらへ行ってしまっていたところのほんの少し手前で、隙間を作り、判断しなおす。

Critical moment　決定的瞬間

　FM 氏の場合、重大な発見がありそれに基づいて練習が進んでいった頃、歩いたり普通に立っていたりする時には、かなり首が楽でアタマがうまく動いて使えるようになった。しかし、それでも「朗誦するぞ」と思ったとたんに決定的瞬間になり、アタマが後ろにいくことをどうしても止められない時期があった。このようにうまく使えているところから、びっくり反射を起こしてしまう、その瞬間のこと。練習を重ねていけば、決定的瞬間は減っていき、きっとそのうち無くなっ

ていく。

もしくは、初めからそんなものは無かったらいったいどのように動くだろう。

Cure　治療

原因と結果を良く考えてみる。例えば視力。メガネ屋は、我々の眼球にあるレンズの調整がまずいという。それで、近視の治療にメガネをかけた、とする。しばらくすると、度が進み、また治療して新しく注文したメガネをかけた、とする。そしてまた、また、また……。世界中で大抵の人はそうなるパターンを歩む。

そこで発想を転換してみて、眼球・レンズ・視神経・脳の視覚中枢・全身まで含めて、全般の使い方を観察すると、おそらくかなりの強度で、今挙げた器官を含み、その人は余計な圧力をかけているに違いない。だとしたら、その圧力が減るように予防してみたら、どうなるだろうか。腰痛も肩こりも「精神」病も……。

全体で余計な圧力が減るように「予防」できれば当然の結果として、当該器官での機能は向上し、そのうちによくなったように見えるから、「治療」されたようにも映るだろう。しかし、これは教育的な道筋が進み、全身に広がっていた誤った使い方を全体に予防し、それを継続していたら、時間とともに間接的に局部の症状が減少に向かったということであるから、アレクサンダーテクニークは結果だけを求める「治療」方ではないといえるが、結果として治療されたかのような気はする。

Defects, disorders, & disease　欠陥・不具合・病気

部分と全体。原因と結果。この辺りでの考えと手法が、一般の医学界での「治療」とAT教師による「自己再教育」ではかなり異なることが多い。例えば、腰痛の人がいたとしよう。一般の治療などでは大抵、腰という局部でマッサージ・注射・骨の調整などが行われているようだ。気の毒だが、ぎっくり腰など何度も繰り返しその都度、医療関係者にお世話になっている人のなんと多いことか。

一方、アレクサンダーテクニークでは、まずアタマと首の関係を入り口として着目する。そこから始まる全体の使い方がうまく行っていないことが原因で、局部の腰に起きていることは結果である。原因がなくなれば、結果はなくなるのが当然である。腰痛予防にアレクサンダーテクニークが大変有効であり、場合によって健康保険で受講できる英国では論文が数多く出ているが日本語ではまだ少ない。

BMJ（英国医学ジャーナル）などを参照されたし。

http://www.bmj.com/cgi/section_pdf/337/aug19_2/a884.pdf

　欠陥・不具合・病気を部分だけ取り出して治すことに AT 教師は興味が無く、どのような欠陥・不具合・病気が表れていようとも、教育的に全体の使い方を改善し全部がよくなり、従って、全体を構成する一部である局部の症状も改善することが、アレクサンダーテクニーク教師と生徒の論理的帰結である。一度しっかりと、使い方が改善される方向へ行くように進めるやり方が生徒にわかり、それを継続していくならば、欠陥・不具合・病気の再発する余地はなくなる方へ行く。

Delusions　　幻想・妄想・思い違い

　よく流行っている健康法や芸能関係の常識というものにも、ありとあらゆる幻想・妄想・思い違いをみることができる。例として、日本のピアノ演奏家をあげるが、その中にバイエルとハノンをやらされたことのない人はいないだろう。実に、これは世界的には珍しいことである。バイエルやハノンをやってもいいけれど、何百もあるメソッドのひとつに過ぎないというのが世界的な常識である。絶対音感というものもアヤシイ。諸外国では A=440Hz の場合も有れば、A=445Hz で演奏するオーケストラもあるし、バロックなどではオーボエの調子に、自分の耳を使って合わせるのが、他の楽器奏者で普通に行われていることも多い。まだピアノ（フォルテ）が発明される前に作曲され、本来はハープシコードで弾かれていた曲をピアノ（フォルテ）で弾く場合など、楽器の違いを知らずして作曲者の意図が現せるのだろうか。純正律か平均律かピタゴラス音階かというように、様々な音階によっても曲の音色から雰囲気から印象がまったく違うものになるくらい変化するのだが、そうしたことも平均律のピアノだけが正しいと教わってきた「日本のピアニスト」で「絶対音感」が発達した方々はほとんど学ぶ機会が無かったようだと、音楽大学を優秀な成績で卒業された何人かの生徒さんから聞いて、音楽ファンの私は唖然とした。

　聞くのもピアノ曲、練習もピアノだけ、というような状態が、まだからだが小さく十分に鍵盤を動かすほどの指の力が無い幼い子ども時代から何十年も続き、そうやって演奏させられ無理をするから、当然のように精神も全身も、固める練習をずっとしてきたようなものである。以上に示したような「日本の常識＝世界の非常識」の温室内で育った音質はどうなるのだろうか。ひじや手首が痛みを通

り越して変形するほどになったピアニストがレッスンに来られることがままある
が、その方々は痛みがあるから逆に幸せで、そのことを通してアレクサンダーテ
クニークを応用していくか、せっかくのピアノを放棄するか、どちらかの選択を
迫られ、もしかして、今後は AT を利用するピアノ演奏を取るならば、真の音楽
に触れる機会を手に入れることにもなるかもしれない。問題は一見問題のないつ
もりの演奏家ならぬ、幻想家であろうか。何も気付かぬまま、自分の信ずるとこ
ろで、自分が受けてきたのと同様な手法を次の世代に教育していくのであろう。

　いわゆる「精神」病に AT が有効だという資料もある。Times 紙より。
http://www.timesonline.co.uk/tol/life_and_style/health/traineo/exercise/
article3773825.ece%20

Diagnosis　　診断

　医学的に、局部にあらわれている症状へ「病名」をつけること。一方で、アレ
クサンダーテクニークは、異なる立場を取る。本文中にあるように例として、感
染症を挙げる。何らかの病原菌が人体内で繁殖して様々な部位に症状を表すと、
「診断」され「病名」がつけられる。単純に、抗生物質投与など医学的治療でうま
く行く人もあるには違いない。ところが、仮に病原菌が体内に入っていたとしても、
人によっては使い方が全般に良く、抵抗力が健全に働いて発病せずにすみ、病気
に至らないかもしれない。従って裏を反せば、病原菌が体内で発見され、そこか
ら特定の「病気」と診断されたとしても、どれだけが病原菌を原因とし、どれだ
けが誤った使い方によって全般に抵抗力が低いことを原因として、特定の症状が
引き起こされているのか、そこまで考えが及ぶ者でなければ真相はわからないと
言えよう。
　私事で恐縮だが、私（この項執筆者）の実妹は「膠原病」と診断され、闘病
生活もかなわず合併症により 34 歳で亡くなった。私がまもなくアレクサンダー
教師になる頃であった。今でも写真を見れば明らかで、晩年に彼女の使い方は恐
ろしく悪く、強度にクビをきつくしてアタマを体の方へ引き下げ喉頭を押しつぶ
し、脊椎全体は異常によじれて、心肺機能を含む呼吸一般が困難になるほど胸部
の稼動域は極端に制限され、そうなれば胸骨や肋骨で血液が作られる働きは低下
し、白血球やリンパなどの自然抵抗力が発揮される働きは最低ラインに抑えられ

ていたであろう。しかしながら、当時は上記に見られる使い方に関して、その事実に私も含め誰も言及していなかった。一方で、医師から「診断」を受け、長期にわたり処方されていた薬剤はひとつの症状に対してひとつの薬を使うやり方だから、幾つかの症状があれば同時にいくつもの薬が処方されており、一日に茶碗大盛り一杯ほどあって、それだけの薬剤を何年も摂取し続ければ当然肝臓など内臓全般や神経系全体の働きは乱され統合を失っていただろうし、しんどさから「精神」的にも弱くなって、異常行動もしばしばあったが、「これは薬の副作用ですから、家族の方は気をつけてあげてください」と医師から言われていた。もしかして……、という可能性に過ぎないが、現在なら私がアレクサンダーテクニークを彼女に教えることにより、この「診断」に対して彼女自身がもっと違う形で対応できたのではないかと思うと、悔やまれる。

Direction of use
**　行く方向へ使う。使う方向。使っていく方向。使い方の方向。**

　もっとも単純にすると二種類の方向があって、自分全体に不必要な収縮を起こしながら使う方向と、自分全体に必要な動きだけ起こしながら使う方向と、存在する。ある部位の筋肉の動きは二種類あり、使っているか、使っていないか、このどちらかである。使っていれば収縮し、使っていなければ収縮をしないでいる。「縮んでいるなら伸ばせばいい」と考えてしまう人は圧倒的に多く、ここに勘違いが発生しやすい。ある部位を伸張させようとすれば、つまり縮んでいるのを伸ばそうとすれば、よそにある別の筋肉群を収縮しなければできないのが理屈であり、それではどこまで行っても、不必要な収縮の波が各部位を移り変わっていくのみになり、そうやって一周すると、もとからあった不具合はたぶん余計にひどくなっているだろう。

　Instinctive and unreasoned
　直情的で理不尽な……。感じで進んで理屈の通らない……。無意識的。
　Conscious and reasoned
　意識をもって理知的な……。考慮して順々に構築された……。

　行く方向へ使う。使う方向。使っていく方向。（Direction of use）この用語解説の続きになり、どういう方向へ行くのか、両方で一対になっている用語である。「無意識的」か「意識的」か。

'The Use of the Self'

　言葉の定義は大切で、特に用語解説のように厳密に物事を進める場合には、ど
んな意味合いで用いるかを決めておいた方がいい。まず先に、アレクサンダーテ
クニーク以外の手法で、全く同じ言葉が全く別の意味で用いられているところを
いくつか比較対比してみる。たぶん、その方が理解しやすいだろう。

　さて、ミルトン＝エリクソン氏が用いる「無意識」とは我々の賢い大ボスであ
り、そこへ任せれば全てがうまく行くのに、問題があるときは小さな自意識がちょ
こまかと小ざかしく古い習慣で邪魔をしている、という意味のようだ。C＝G＝ユ
ング氏の表わした「集合的無意識」は全人類の財産であり、芸術はそこに根ざし
て生じ、上手に付き合うと人生が深まるが、「無意識」の大海原に飲み込まれたま
まだと、神経症になったり戻ってくるのが大変になったりするようだ。ジクムン
ト＝フロイト氏の「無意識」は性エネルギーで満たされた漆黒の巨大空間のよう
なもので、言い間違えや夢の世界としてこちら側の「意識」に現われてくるようだ。

　アレクサンダー氏の意味するものは、上記のいずれのものとも違う。

　FM氏は無意識的（unconscious）という言葉も使っている。アレクサンダーの
文脈で「無意識」的とは、気付き（awareness）の無いどんよりとした状態のこと
である。何らかの問題が生じていて、解決にやり方を変えればいい時や、あるい
は特に問題が生じていなくても他にもっとずっと良いやり方がある時に、新しい
やり方をやらないでいる状態のことである。今まで通り、なんとなくやっていた
という以外に特定のやり方でやる理由がない場合は、理由にならない理由でやり
方を決めそれで物事を進めていたことになり、それは直情的で理不尽であるのに、
困ったことだがそれを「正しく感じる」ように続けてきてしまったのである。そ
して逆もまた真で、「正しく感じる」ようにやろうとすると「無意識」的に誤った
方向へ行く。

　そこで、「意識的」になれば、意識をもって理知的なやり方になり、同時にこれ
は、考慮して順々に構築するやり方になるはずだが、ところが新しく不慣れなう
ちは、こちらのやり方は「誤ったと感じる」し、「間違っている気」がする。そこ
で、教師とともに反復練習をしていくと、だんだん慣れてくる。その道のりに根
気が必要である。

Directions　　　複数の方向。意識的な方向へ行くこと。

　一つの動作、例えば、誰でも毎日、一日に何回もやる椅子から離れて立ち上がっ

て行く動作で、やり方の改善に向かうとしよう。全体の使い方が変更されていくように動きたいとして、その際の動きを細かく見ると、まずクビとアタマの関係から始まり、前もってアタマが後ろに引き下げられていたならば、それを止めていく（抑制する）と相対的に、ほんの少しアタマは前に行くので上に行き、それを続けながら、脊椎全体が長くなり、それらを続けながら、背中（後ろ側）全体が長く広くなって、今までの動きを全て続けながら、体重が移動するように坐骨の椅子に接触しているところを支点に動き、今までの事を全て続けながら、ひざが前に離れていくように許し、今までの事を全て続けながら、体重が足の裏へ十分かかるところまでいき、今までの事を全て続けながら、足の裏全体で特にかかとが床へ接触して行き、今までの事を全て続けながら、両足で体重を支えて、今までの事を全て続けながら、ひざを徐々に伸ばして行き、今までの事をすべて続けながら、……。というように、「全部一緒に、一つずつ順番に（All together, one after the other）」行く方向が決ってくるであろう。それにしても、言葉で解説すると全くのスローモーションにならざるを得ないが、実際に上記の動作にかかる時間はほんの一瞬で済むこともある。

Disease　　病気。ease ではなく、ラクじゃない状態。症状。

　目の前に一つの「病気」の症状があったとしよう。医療関係者・御祓い師・薬剤師・前世療法師・漢方医・サイキックヒーラーなど、その人の立場によりいろいろな原因を思いつくこともあるだろう。もしかすると、地理風水が悪いからかもしれないし、憑き物か前世の因縁のせいで症状が出ることもあるかもしれないが、アレクサンダー教師としては別の説を採用する。第5章の本文中に数箇所あり、先ほどの Diagnosis「診断」の解説で取り上げて触れたように、病原菌が感染症を引き起こしているとされている事例でも、アレクサンダーテクニークは有効である。

　もう一例、花粉症の原因は一般にスギ花粉とされているようだが、「花粉症」の人をよく観察するとクビを硬くして目や鼻に強い圧力をかけていることがわかり、従って、同じ人が自己の使い方を全体に良い方向へ改善していくことができれば、時間とともに、全体で改善され、この特定の「症状」が軽減に向かいやがて消滅することも頻繁に生じていると、教えてきた実体験を通して記そう。

Education　　教育

「病気」やしんどい問題の軽減に限らず、アレクサンダーテクニークであらゆる人が得をすると、ジョン＝デューイ博士やFM氏本人は主張している。自己の使い方を研究し、再教育することで、小さなエネルギーで大きな効果を生むような働きがどこまでも成長していき、学べば学ぶほど、自分の潜在能力が顕在能力になってくる。自己との関わりが変わることで、自己を通した他者との関わりも間接的ではあるが確実に変わって行き、より穏やかで無駄の無い健全な人間関係も可能になるであろう。それが自己再教育である。

End- gaining
結果にあわてて行こうとするやり方。（直訳では、結果を得ること）。

あわてる乞食はもらいが少ない、の喩えがある。何をしていても結果へ行こうとしすぎると、途中の道筋はおろそかになり、それでは上手にたどり着けないありさま。第3章で登場したゴルファーでボールに目を置いていられない人、第4章で登場した吃音者は典型的なエンドゲイナー、結果にあわてて行こうとする人である。ほしいものに近づいているつもりで、「正しい感じ」に導かれて動作をすると、実際行くべき方向とは逆方向に進んでしまい、結果が手に入らない。あるいは、もっとずっと少ないエネルギーでやることもできるのにそれをやらず、多大なエネルギーを浪費して結果を得ている人もエンドゲイナーであり、現代人は全世界で多かれ少なかれエンドゲイニングを基礎として毎日を暮らしている。交通事故から学校のいじめ、戦争に至るまで、突き詰めればエンドゲイニングである。

Ends　　結果。目標・目的。

実際にほしいもの。わりとうまく手に入っているにしても、もっとうまく行くようにもできるだろうし、うまく行っていないならなおのこと、習慣的にやっていたやり方をやめて、新しい意識的な使い方に変わって行けば、「結果」は別の方法で手に入るかもしれない。そしてそのやり方は、以前のものと比較して、より理知的に有機的に進み、どこまでも、小さなエネルギーで大きな効果を生むような働きの方向へ進むだろう。

しかし、その前に自分が欲している結果について、本当に気が付いているのか、深く考えたことがあるのか、そこから理屈を再構築しなければならないこともある。

この場合、Ends を目標あるいは目的と訳しても差支えが無いのであろうが、皆さん「人生の目標はなんですか」

Feeling
感じ。気持ち良いとか悪いとか、きしょいとか言うときの気持ち。

　感じが起きてくるのには、常に順番があり、まず思い、そして動き、それで感じるのである。お湯を例にすると、お湯を出そうと思い、蛇口をひねるように動き、それで出てくる液体に触れば温度を感じる、このことに異論がある人はいないだろう。これをもし、蛇口から液体を出す前に、冷たいか熱いかぬるいか感じようとしてもムリで、冷たい感じのつもりでも、実際に出てくるお湯が熱湯なら火傷するだけだ。同様に、実際の動作において、あるいはアレクサンダーのレッスンにおいて、やる前から、気持ちいい感じになろうとしたり、正しく感じるようにしたりして、そうやって動こうとする人は後を絶たないが、「感じ」を指標にして動くと必ず失敗する。そう聞いてもまだ、万が一にもうまくいくような気がする人は、アレクサンダーレッスン前に熱いか冷たいかを感じようと決めて、あとでその通りに感じたレッスンならば成功、という確率を計算されたらいかがだろうか。レッスンを開始する前とまだレッスンの初期段階の頃に、「正しく感じる」ように動作すれば、必ず以前からの習慣的に慣れ親しんだ使い方、つまり誤った使い方になる以外にない。一方で、教師に手伝ってもらったり、自分で学んだことを応用してみたりして、改善へ向けて、正しい方向へ新しく不慣れな使い方をすると「間違って感じる」か「ヘン」であり、場合により「気持ち悪い」こともありうるし、気持ち良いこともある。

　レッスンを継続していくと徐々に慣れては来るが、それでも、どこまで継続しても、毎回違う「感じ」はやってくるだろう。だから長年継続していたとしても、「こういうものなのよね～」とか「気持ちいいです」などと、生じて来る「感じ」が特定できるかのようなレッスンになっていたら、本当のアレクサンダーレッスンなのか、二級のまがい物なのか、見極めた方が良いと釘を刺しておこう。

　まとめると、思う・動く・感じる、と言う順番で進むから、「感じる」ことがあったとしても、それは時間的に最後に生じるしかないこと。時間軸を逆さにして、特定の「感じ」を基準にして動くのが成功する確率は、タイムマシンで過去に戻るのと同じくらいの確率であること。

Functioning　　機能。機能の仕方。機能すること。

　機能的というのは、動きがスムースで無駄が無く、効率が良いということだ。非機能的というのは、動きがギクシャクして無駄だらけで、効率が悪いということだ。

　Use affects functioning.　　使い方が影響して機能する。だから、悪い使い方が影響して非機能的になり、逆に、改善された使い方が影響すればどこまでも機能的になる。

　「病気」や「症状」は、機能がうまく行ってないのが局部に見える形になって表出したものだと考えられる。そこで直接的に機能改善へ向かいたくなるのをせずに、アレクサンダーテクニークでは間接的に、使い方を改善しそれで影響される機能が改善されるようにやるが、しかしながら、確実に正確に実質的に安全にワークが進む。問題箇所がこれと言って見つからない普通の人や高度のパフォーマー・運動選手でも、全体がより良い使い方になれば、機能があがり、よりよいパフォーマンスになることは言うまでもない。

Habits, bad　　癖。悪い癖。悪癖。

　自分の問題行動を、三つの条件を満たしているのかどうなのかで測ってみる。するとその癖は、1）知らないうちにやってしまう、2）反復される、3）害になる、ことを全て満たしているだろうか。FM 氏は、朗誦家としてステージ上で声が出なくなるという癖があったが、上記の 3 つ全てが当てはまった。最終的にはそのおかげで、我々が 100 年後になっても彼の発見を利用できることになったのだから、彼が失声したのは神様の天恵だったのかもしれないが、当時の本人の悩みや苦しみは想像に余りある。

　それから、別に癖と言っても全てが悪いわけでなく、早起きの癖があるなんていうのは、上記の 3 つが当てはまらない。知らないうちに毎朝やってしまうが、害どころか三文の得になるからだ。もうひとつ、大失敗があっても一回ですみ、立ち直れるなら癖では無い。

　ところで、いわゆる「身体」的な癖に限らず、ギャンブル狂・際限の無い借金・買い物のしすぎ・薬物依存・DV（ドメスティックバイオレンス）・セックス依存症・虚言壁・連続犯罪・Etc にいたるまで、上記の 3 つの条件が当てはまるように見える。ということは、そこへもアレクサンダーテクニークの応用が利くであろう。

「知らず知らずのうちにやってしまう」ことに気付けば、自分がやっていると知ることになり、「反復される」ことを止めるために抑制をして、「害になる」行為を予防することは可能になろう。そしてそれは、個人が自分でクビとアタマの関係を変えることから始まり、今ここで、私が癖を変えていくような動きを始めようと決意をするなら、誰でも必ず練習を積んでいくことで可能になるが、克服する際には仲間として経験豊かな教師が必要になるだろう。

Habitual general use of organism
習慣で全体を使っている有機体。（直訳、習慣的で全般的な有機体の使い方）

　結果のためにがんばって、「正しく感じる」ように「やろうとする」と、「習慣で全体を使っている有機体」で、誤った「習慣」をますます強化することになってしまい、最終的に、結果に届かないことがよく起きる。この「習慣」とは、結果にあわてて行く習慣である。残念ながらこれは、全世界全人類で優勢になっているようだ。

　そこで、その時最適な手段（means whereby）を用いるように、教師とレッスンする時間以外にも自己の使い方を改善していく方向へ、日々たゆまぬ練習をして継続していくうちに、初めは不慣れなやり方に、そのうち慣れて来てこちらが優勢になるまで学んでいくと、数年の単位で時間がかかるかもしれないが最終的には、その時最適な手段という望ましい「習慣」で「全体を使っている有機体」に変化して、どこまでも改善されていく人生になるだろう。

Head and neck　　アタマとクビ。頭蓋骨と頚椎（第一脊椎）の接点。

　実際にどうなっているのか解剖的に調べて、我々のアタマとクビの関節を観察すると、頭蓋骨（Occipital）と頚椎（けいつい・第一脊椎 Atlas）の接点である「AO関節」は、おおよそ両耳の穴間に引いたラインと、両目の間に近い鼻の付け根から後頭部へ水平に引いたラインの交差した付近にある。生まれてしばらくして、自分で自分を動かし始めた赤ちゃんは実に美しい動きをしている。ところが、大きくなるにつれて汚染が始まり、大人になる頃にはほとんどの現代人が洋の東西を問わず、このAO関節でやればスムースになる動きをやらずに、そこでの動きを減らし固めたままにしておいて、ずっと下の頚椎の3〜6番辺りを支点にしてたくさん動かすようになる。大抵そこはアゴ・オトガイからひいたラインに沿って

いる。

　そんな訳で、アタマとクビの関係において FM 氏の重大な発見は大きく分けて二種類ある。クビを硬くしてアタマを後ろへ下へ引き下げるような関係と、それをやめていけばクビがラクになりアタマが（引き下げられていた所からは）前へ行くので上へ行く関係である。

　クビ周辺から始まる収縮の起こるメカニズムは生物の生存本能に基づく。それを、1970 年代にバーロー博士が「びっくり反射」と名づけた。おそらく中枢神経系を防御しようとする動きであり、外界（あるいは生体内部から）の強い刺激に対して、クビを硬くしてアタマを体の方へ引っ込めて大切な部分を守ろうとしているようだ。爬虫類の亀はこの生存本能の働きで長生きするようで四肢まで引っ込めてしまう。例として、130 年以上も生きているガラパゴス島のジョージという陸亀は「亀は万年」といわれるように、人間以上の寿命があり、生存本能がうまく働き、この「びっくり反射」のおかげで生命のピンチを切り抜けたこともあったであろう。しかし、種としては、乱獲された結果としてこの陸亀の絶滅は確定している。皆さんのかわいいペットであるネコや犬も、鳴くときや吼えるときにかならずびっくり反射を見せてくれる。びっくり反射は脊椎動物全般に見られる動きである。

　一方、人間有機体では、命に関わることでもないのにステージの上にあがれば興奮して、交感神経系は激しく刺激され、緊急事態のスイッチが入らないパフォーマーの方が少ないだろうし、そうした一人である FM 氏は発声時にこの「びっくり反射」を繰り返し、頭を後ろへ下へやって、喉頭を押しつぶし、口からあえぐように息を吸い込んでいたから、とうとう、失声するところまで行った。ところがご存知のようにその後、長年の研究によって、このびっくり反射を抑制する手法を開発した。

　それを「建設的に意識を用いて自己調整する手法」と FM 氏自身は命名したが、長ったらしいネーミングのため現在では周囲が呼び習わしたアレクサンダーテクニークという名称が一般的になっている。

　理解の為に簡略化して、脊椎動物の最も古い脳である脊髄や延髄などをトカゲの脳、もう少し発展して哺乳類で四足だった頃に発達したやや上位にある脳をネコの脳、人になって直立二足歩行するようになるにつれ発展していく主に最上位脳（大脳新皮質）をヒトの脳と呼ぶならば、原始的なトカゲやネコの脳が起こしそうになるその場には不適切な反射に対して、ヒトの脳から抑制し調整する指令

を出して、ネコやトカゲをも従えて、ヒトが実際の現場にもっとも適切な行動になるように、不必要で余計な緊張を減らし、必要なことだけをやれるように修正していける練習になる。鬼のクビを取るには、家臣の犬やサルや雉がてんでばらばらに動いてはかえって邪魔で、全部が桃太郎の作戦通りに動く必要がある。

　もしかして、アタマの中で思うところからラクに始めて、クビがラクになっていくならとお願いすると、アタマは物理的空間的に体から離れていく方向へほんの少し動いていき、脊椎全体がほんの少し長くなる方向へ行き、四肢は広がる方向へ行き、そうやって、どんなこともやれるようになるような思い方の練習を継続していくと、やっていくうちにますます、望ましい方向へ動いていけるようになるだろう。

Inhibition　　　抑制。無駄な動きをやめる。

　もっとも単純に解説すれば、無駄な動きをしないことである。とりわけ、アタマとクビ、あるいは、クビとアタマでもいいけれど、この周辺の不要な緊張をやめることである。字面だけ見てわかった気になった人が残念ながら自称 AT 教師にも続出しているようなので、もう少し厳密に解説する。まずよくある勘違いから始めよう。

　例えば、読書や勉強や仕事でたくさんの文書を読んだり書いたり、コンピュータを操作したりすると、目がたいへん疲れる人がいるとしよう。勘違いしている人は、「抑制」とはそうした作業そのものをやらないことだと、そう思っている。そういう人の「抑制」とは、ビアガーデンへ飲みに行ったり遊園地に行くことだったり、ヒーリングセッションやボディーワークを受けたりすることかもしれない。それはある部分うまくいくかもしれないし、たぶん楽しいだろう事は否定しないが、AT 教師の教える「抑制」ではない。

　別の「抑制」違いの例で、怪我や病気で入院していたが、治ったということで退院した人を挙げる。退院後も時々しんどいからどうやって練習して仕事に復帰していけばよいかと、医師やリハビリの方に相談すると、まず「休みなさい。仕事量を減らしなさい」と言われるのがオチだ。あるいは、別の人で病気や怪我を何年も前に経験していて、相変わらず「しんどいときは休む、つまり、作業そのものをしない」人も多いだろう。

　また神仏に拝んでつましい生活にしたら、ラクになったと言う人もいるかもし

れないが、拝んでいるだけで、実際に目の前にある仕事が進むことはありえない。

　アレクサンダーテクニークでいう「抑制」とは、作業する動きの中で、無駄なことだけを止め、自分の中で必要なことが起きてくるのを勇気付けそちらを発達させることだ。そうやって徐々に道筋が進むにつれ、作業の効率は上がる。なるべく小さい労力で、能率的に大きな結果が得られるようになって、そのうち今まで以上にスムースに大量に上手に仕事がこなせるようになるのに、疲れはどんどん減る方向へ行く。そうなると、古傷だとか、四十肩だとか、年のせいだとかいっていた以前の症状はだんだん減り、消滅する方向へ進む。年齢を重ねるほどに練習を重ねるのなら、ますます「体力」が伸びていく。まるで武道の達人のように年を取れば取るほどに、精妙になると同時に強くなる。

　それが抑制の中身である。

Judgment　　判断。判断基準。審判。裁定。

　何が良くて何が悪いかを決めるにあたって、ある人が判断基準にしている材料はその人の知覚領域を通ったものを利用し、その人のそれまでの人生経験で培ってきた価値観と照らし合わせて決められるであろう。そこでもし、目の前に起きていることや自分の中に起きていることが、今までに体験した記憶の全く無いものだったとしたら、どのようにしてそれを良いものか悪いものか決められるのだろうか。

　ニガウリ（ゴーヤー）を初めて単体で食した時に、「こんなおいしいものがあったなんて！」と大喜びをした東京人をはじめとする本州人がいるだろうか。

　私の友人で在日カナダ人がおり、初めてヌカミソの匂いをかいだ時は「まさか、こんなものを食わされるのか」と思ったらしい。今では自分がぬか床を用意するほどの通になったが……。

　一昔前の信州人は普通に昆虫を食し、カブトムシや蚕の幼虫をゆでたものをおやつに、丼いっぱい平気で平らげたものだ。皆さんはいかがだろう。エスキモーは生活の知恵でなんでも生食することで生活しているそうだ。ではFM氏がおやつにと、トナカイの背筋に寄生する幼虫を素手でえぐりだして、おいしそうにナマのままプチプチ噛んでいる絵を容易に想像できるだろうか。

　アレクサンダー経験の喩えである。デューイ教授の指摘によれば、かなり根深いところに問題点がありそうで、人が良し悪しの判断をする前提に、五感を含め

た感覚で取り入れた情報を用いていない人はいないだろうが、しかしもしかして、その情報そのものが曇った知覚領域を経過して取り入れられていたとしたら、情報判断能力は根底から信用に値するものであるかどうか、まことに疑わしい。「良い」と思っている動作こそが自分をダメにする原因と判明し、むしろ「間違っていると感じる」方向へ行くことが、自分の悩みであった症状の軽減につながることも、十分に起こりうる。それがアレクサンダーレッスンであり、教師とともに判断基準となる前提まで遡って訓練しなおすことになる。

　おいしい話というのは実はワナかもしれないし、平気かもしれないし、虎穴に入らずんば虎子を得ず、危なく思えてもほしいなら行くしかない……かもしれない、しかしながら、本の虫の教師の虫の居所が悪いからといって、生徒が生の虫を食べさせられることはないから無視してもいいですよ。

Larynx, (depression of)　　喉頭。のど。喉頭（が押しつぶされている）。

　アタマとクビの関係で、クビをきつくしてアタマが胴体の方へ引き下げられる動きをしていれば、当然その両者間に存在している喉頭は不必要な圧力を受け、押しつぶされていることになる。理知的に考えれば、アタマをそのままにしておいて、喉頭だけを解放しようとしてもムリだとわかりそうなものだ。ところが、過呼吸・扁桃腺炎・喘息・吃音・たんがからむ人・のどの症状を訴える患者に吸引力で喉頭が拡張する薬剤を処方する医師、花粉症で呼吸が苦しい人・FM氏の初期段階、等々……、クビをきつくしてアタマを引き下げた状態を保ったまま、喉頭部位の症状だけを無くそうという努力が続けられている。

　FM氏が自己の使い方を改善する手法を理解した後で、彼を訪ねてくる人に教えるようになった新米教師の頃に、Breathing Man!「呼吸の人」とあだ名をされていたらしいが、「私は呼吸法なんてあまり興味がなく、皆さん全体の使い方に興味がある」と言ったそうだ。

Means-whereby
**　その時最適な手段。（FM氏が勧める）あるやり方になる手段。**
**　（直訳、複数の手段でそれによってやる。）**

　これを日本語に訳すのは大変だが、英語を母語とする人らでもアレクサンダー関係者以外にはこの用語だけではなんのことかわからないそうだ。中身を考えると、

結果を手に入れるための手段はいくつでも思いつくが実際にある手段でやってみると、自分の体に鞭打ってしんどい思いをしながら続けることになったり、いつもの「うまくやる感じ」でやって結果はうまく行かず同じ失敗を延々と繰り返したり、やるのがいやになって結果まで放棄してしまう人もあるだろう。以上のものは結果にあわてて行く人（end -gainer）が、結果にあわてて行く手段（end -gaining）を取っていたことになる。

　一方の、「その時最適な手段」で理知的に継続して進めれば、クビとアタマの関係に始まる不必要な緊張を抑制して、必要なことだけやるように自分全体を行く方向へ使い、全体の機構で機能的に進み、最終的に結果まで安全にたどり着くことができる。

Mental and physical processes
精神と身体で生じる道筋。精神的で身体的な過程。

　切っても切り離せないコインの裏と表のように、精神と身体は同一有機体の別の側面である。どちらかで道筋を進めたければ、もう一方も必ず同様に進むことになる。単純な行為として、手を持ち上げるという動作では、持ち上げようと思う「精神」的な働きがあって、それを神経などで手に伝えて「身体」的に持ち上げることになる。その時同時に、椅子に座ったままやると思えば（精神）身体の坐骨や足の裏（身体）を使っているだろうし、外を眺めながらやろうと思えば（精神）、光が身体の眼球を通して網膜の視神経（身体）を通り脳細胞で情報処理（精神・身体）が為されているだろうし、ドアのチャイムが鳴れば、「誰か来たかと思い」（精神）、居留守を使うなら「無視」（精神）して身体を動かさないようにするし、ドアまで行こうと思う（精神）なら、足や腕の筋肉（身体）などを使って動く。このように人間有機体は常に精神と身体の双方に生じる道筋にいる。だから、アレクサンダーテクニークは、ボディーワークでも心理療法でもなく、心身統合体ワークである。

　もし、自分で思うという「精神」での働きがないのに、「身体」的に、腕が上がる人がいるという場合を考えてみると、念力・宗教の創始者によくあるような自動書記・寝ている隙かなにかに誰か他の人がその人の手を動かした・手に金属がくくってあって磁力で外部から引っ張られた・電気ショックかプラズマで脳や局部へ刺激をした、などというかなり異常な場合に限られるであろう。

Oppose, Opposed　　対抗・拮抗・双方向・対比・反対方向

　AT を通じて、「上へ（up）」行く動きを探求するのだが、そのときによく起きる勘違いがある。懸命に頭を上にやっているつもりでも、足と地面との関係がおろそかでは、いくらやっても上に行く感じばかりで、実際に全体では下に行く。拮抗する動きがないからだ。上に行くためには下へも行かないといけない。長く広くなるには双方向に伸びていかないとできない。

　つまり、かかとを含めた足全体と床との関係がしっかりあってはじめて、真に上への方向が起きる。しかるべき部位で、上へ行くところと、下へ行くところと、内側と外側と双方向へ、全体で協調作用が働くのが理想だ。

Prevention　　予防。防ぐこと。

　　火事が起きてから消火活動するのと、火事が起きないように普段から気を配るのとでは、消火活動のほうが派手で目にとまりやすい。火事場のバカ力で、もしあなたが燃え盛る火の中から幼子の人命を救助したら表彰されるかもしれない。しかし、普段から気を配っていて毎日が無事であっても、誰にもほめられないし、自分自身が平和に穏やかに暮らせるだけだ。毎日のように火事に巻き込まれ毎回たまたま命が救われるような動きと、そんな心配が何も要らないのとどちらがよろしいか。パレスチナやアフガニスタンのことだけでなく、日本のことでもあるし、世界中の現代社会である。

　「予防」、防火がしっかりしてあれば、火事は起きない。消火活動の出番がなくなるようにも見えるが実は、小火（ぼや）になる前に既に消火されているほど確実で迅速な準備がいつでもできている状態にあれば、火事も無い。というよりも、火事も泥棒も人殺しもなければ空襲も無い、クラスター爆弾も地雷も焼夷弾もなければ、なにも邪魔や不都合がない。従って本文中の第1章にあるように「予防」されれば、何も問題がないことになり「治療」されたのと同じことになる。

Primary Control　　初めに起きる大事な調整。プライマリーコントロール。

　Primary には、一番、二番、三番……というときの一番という意味と、一番だから「とても大切」という意味とある。プライマリーコントロールとは初めに起きる大事な調整であり、もともと生体に備わっている力だから、不必要な動きを

やっていてもやっていなくても、誰でも必ず内側に備わっている。ただし、不必要なことが多すぎると、それで阻害されて、外側まで出て来られなくなることもある。その不必要な緊張を「抑制」して、プライマリーコントロールが起きてくるように任せることができれば、誰でも、動物でも植物でも、本来的に備わっている機構（メカニズム）によって優れた機能で働くことができる。

　植物は、種子が健康に育つような環境に、日照・気温・水分・空気・養分などがあれば、自然状態の露地でも温室内でも、土でもプランターでも試験管内でも、うまく発芽して成長を続けていき、やがて花を咲かせ実を結ぶこともできるだろう。重力のかかる方向に逆らって、上へ伸びていく生命力の方向があり、プライマリーコントロールが十分に働くことができる環境であれば、それが自然と発揮されるからだ。しかしそこで、水や肥料を不必要に与えたり、暖めすぎたり、逆に必要な水分・養分などが不足したり、土の見た目の表面は雑草一つない「きれいな」状態に見えても、表面からは見えない土中で芽や根が生えて行く道筋に、邪魔をするガレキや有害物質が放置されたままで取り除かれずにあったり、そういった余計な邪魔がありすぎると、うまく育たず、もしかしたら早々に枯れてしまうかもしれない。

　いくら善意に基づいていても、直情的な思い違いをしていることに気が付いていないために、せっせと不必要な物を与え続け、必要なものは足りなくなっている人間たちのなんと多いことか。

Psycho-physical Unity　　心身統合体

　アレクサンダーテクニークではいわゆる「精神」や「身体」にいろいろなことが起きたとしても、それを全部でひとつの統合に向かう人間有機体においての現われとして見る。心と体を別にして取り扱うことはしない。心身の両方でより良い改善へ、統合が進むように継続するワークである。

Reaction　　　反作用。反応。反動。何かの刺激に対応してやる動作。

　政治的に保守「反動」などと言う場合も、Reaction と言う言葉を使うらしい。

　ところで何かの刺激があったとして、刺激そのものを直接変えようとするよりもむしろ、その刺激へどのように反応するかということを、アレクサンダーテクニークでは学ぶようだ。例えば人間関係で、自分にとってイヤな人や嫌いな人が

居るときに、「あの人が悪い」と言って他人のせいにするやり方を何十年も続けて
いるような人は、回りに溢れるほどいるだろうし、自分もそうやっているかもし
れない。そのイヤな人が目の前に居ない場合でも、思い出しただけでイヤだとい
う感じになる時には、体を硬くしているかもしれないし、そうなればクビとアタ
マの関係も硬直し、筋肉に不必要な緊張が生じ、そのままの身体状態を続けてい
けば精神状態も変わって行き、これで大抵は気分が悪くなる方へいくだろう。

　そこで、もしかして、今まで自分で自分にやっていた反作用をいったん停止し
て、別の反作用を選ぶことができたらどうなるだろうか。もし、身体を不必要に
固めることをしなければ、精神を固めることも無いかもしれないし、イヤな感じ
は生じてこないかもしれない。すると、同じ相手に対しても「ちっともイヤじゃ
ない」感じになり、今までとは違う、「変な感じ」になるかもしれないが、もう少
し進んで、実際に目の前にその相手がいる状況で、こちらの緊張が減りイヤな感
じも減る方向へ行けば、直接的には自分の刺激に対する反作用を自分で変えたこ
とで、間接的に人間関係もイヤでない方向へ改善されていくだろう。それが続い
ていけば、問題そのものが消滅する方向へいくだろう。たとえ相手が変わらなく
ても、自分で自分を大事にするやり方はできるはずである。それに、大抵は関係
が変わることによってそうやっている相手もつられてきて、そのうちイヤな行動
は減って、なんとも無くなることを実体験する方々は多いようだ。

　本文中に出てくる、うまくやろうという感じでストロークを繰り返している間
ずっと、ボールに目をおいて置けないゴルファーと、『正しく感じる』やり方を継
続している間はいつまでも「どもり」続ける吃音者は、今までと同じように自分
自身で出した刺激へ、今までと同じ反作用を保守し、それを固持している。同じ
刺激に同じように反作用することを変化させていきたいなら、別の刺激で別の反
作用へ移り変わっていけば改善へ向かうだろうが、それは初めの内には大変「誤っ
た感じ」がする。

Science　　科学

　科学とはなにか、科学をどう捉えるか諸説ある。デューイ教授は紹介文で、厳
密科学と疑似科学と分類してみせた。日本の大学では教養課程においておおよそ
三つに分け、人文科学・社会科学・自然科学としているようだ。現代から振り返
ると、FM氏やデューイ教授が育った19世紀は科学万能の時代と見え、西ヨー

ロッパのキリスト教社会では「神」の変わりに「科学」が入ったのかと思われる
くらいの出来事だったようで、ダーウインの進化論などは19世紀を代表する科学
であろう。その風習が続いているせいか、「科学」的といわれると、なんだかそれ
が唯一の真実であるような気がしてしまう近代人の心性がある。

　序文でFM氏が引用している医学博士 J．E．R．マクドノー氏の著書「病気
の本質」で、自然科学者の最たる医学博士が吐露していることだ。ある「病気」
に対して自分ら医師の長年の経験に基づいた確固たるデータから「科学」的な手
法で解説ができても、FM氏の手法に照らし合わせると、不完全だといわざるを
得ないと認めている。第5章でさんざんな批判を受けている医療関係者による医
学的診断も本来的に「科学」的に導かれたとされているようだ。現代日本でも相
変わらず因果関係と相関関係を取り違えたままの医学博士や製薬会社諸氏が次々
と打ち出す新しい説と新薬を用いる手法によって、「科学」的な治療をしている
し、それを受けている気の毒な患者も後を絶たず、その中に「うつ」の諸君もいる。
そんな方々が生徒としてFM氏を訪ねた昔には改善されたと本書にある。

　それが何かの拍子で現代、一部の良質なAT教師のところへ来られたらどうな
るか。ご本人が改善を望んでいて、そのために使い方を変え機能を変えようと心
底思うなら、FM氏と同様の原理に基づくその時最適な手段を用いて、現代のAT
教師は教えるだろう。生徒が学びを継続すれば、使い方がずっと改善されて機能
が改善し、生徒の症状は減少し続け、道筋の中で症状は消滅していくだろう。「う
つ」でさえも。そうなれば、長期の薬物投与によって症状を抑えていた方々が薬
剤投与をゼロにしても、症状は再発せず、薬物の副作用をも乗り越えて、以前以
上に元気に生活できる。そうしたケースは数多く報告されている。

　この場合の「うつ」に対しての医学的療法は、既に莫大な費用と人員をかけて
「科学」的な裏づけが試験され、再試験され、再々試験されているだろう。一方の、
アレクサンダーテクニークは科学的だと、デューイ教授から80年前に太鼓判をも
らっているが、しかし、この生徒にとって、両者の手法は水と油のように混じり
あうことはありえない。

　近代物理学における金字塔ニュートン力学は、かなりの部分で量子力学や相対
性理論などとは相容れない。執筆者にとっては、宇宙論におけるビッグバンやブ
ラックホールはまるで御伽噺であるし、超ひも（スーパーストリングス）理論な
ど、一般人には酔っ払いの与太話とあまり変わらないだろう。20世紀の半ば既に、

C＝G＝ユング医学博士がシンクロニシティー（共時性）と言い出したことが、「科学」的とされた。それならばもはや、再現性や普遍性を持ち、誰がやろうとも同じ条件で同じ手法を用いるならば同じ結果が出るものだけが「科学」と呼ばれる時代はとうに過ぎ、誰かひとりがたまたまやったことがその時に一回限り起きただけの事象でも「共時性という科学現象である」と、認められることもある。では誰が認めるか、「みんな」が言えばいいのか、医学博士や名誉教授などの権威者が言えば科学で、尋常小学校卒の元労働者が同じことを言ったら権威ある科学者じゃないから科学でないということになるのか、あるいは、実体験をしたという人からいくつも報告されているバーミューダトライアングルも魑魅魍魎も百鬼夜行も UFO も吸血鬼も真の科学現象であると断言できるのか。

Scientific method　　科学的手法。科学のやり方

　紹介文において、人文科学と社会科学における巨人デューイ教授は、FM 氏がたったひとりで原理を発見した過程そのものが、「科学的手法」だったと論じている。しかしそこに、自然科学者のはしくれである執筆者は、全面的には同意できない。

　執筆者の学んだ自然科学の手法で「科学的手法」とは、厳密な実験に基づいてデータを得て、それらを比較検討し、各々の差を明らかにし、その差を元に特定の推論を重ねることである。おそらく他の物理や化学でもそうだろうが、例として挙げる生物実験では、対照区（control）を必ず必要とする。稲の生育に関しての実験では、温度や肥料や日射量や水やその他もろもろの条件をまず揃えて対照区と同じ条件を作り、同時期に個体を育成する。それから、実験区において、何かひとつだけ条件を変え、そうやって、後は全く同じ条件にしておいて最後までその条件でデータを集め、それから、データを計算し統計的に有意かどうか調べ、もし有意だという結果ならばなぜその現象が起きたか推論し、もし有意でないという結果ならばなぜ有意ではないかという推論をする。

　FM 氏が一人でやっていた実験の場合は、同じ個体（人）が同じ時間にできることはひとつしかないから、実験といっても時間差が生じており、その時間差が実験に与える影響は無視できない。個体（人）は学習する動物だからだ。昨日やったことと今日やったことを比較して、科学的手法といってしまうのは、厳密な自然科学としては少々強引ではないか。

'The Use of the Self'

　他の事は同じ条件にしておいて、一つだけ条件を変えるということを同じ時間にやらなくていけないならば、そういう風にはやっていなかったということだ。もし昨日より今日の方が暖かくて、そのせいでクビがゆるかったら、それはどのように実験結果に反映されるのか、無視するわけにはいかないだろうし、人間は学習する動物であり昨日やったことですでに何かを学んでいてそれを利用して今日動いていたら、それは厳密な意味で「科学的手法」に基づく実験だろうかという疑問は残る。

　しかしながらFM氏は、アタマとクビの関係において、クビを緊張させてアタマが後ろに下に行くという現象と、クビの緊張が減少して（比較すれば縮めていたときより）アタマが前に行くので上に行くという現象を対比させ、比較検討していった。そして、そうやって発見した原理と手順を、他の多数の人で試しても同様の結果が得られたことは事実である。ということは、再試験を繰り返し確かめられたこの時点でやっと「科学的手法」としてみなして良いと言えよう。だから現在では、アレクサンダーテクニークは「科学的手法」以外の何者でもない。ただし、すべての科学は仮説である、という立場を執筆者は取っているから、それがどうした、どんな手法であろうとうまく行けばそれで良いじゃないかと、本音では思っている。

　建設的に意識を用いて調整すれば自律し、個人のあらゆる行動が改善へ向かう。

Sensory appreciation（Feeling）

感覚的評価。感じで良いか悪いかを決めること。気持ち良いか悪いかで決めてから、物事をやってしまうこと。感じニンゲン。

　これも感じの勘違いが多いところだ。思い違いから記す。正しくとか気持ち良くなろうとか思って、結局今までと同じように動く。これはゼンゼンダメ。ちょっと分かったかのようになると、「ATを学んでから、感じはあてにならないと知って、いろいろな感情を持つことは悪いことだから、そういうのやめたんです」とか「何かを感じちゃいけないんですよね」Etc……。あ〜あ、違いますよ。

Faulty sensory appreciation

　誤った感覚的評価。感覚的評価はあてにならない。

　自己の使い方一冊を通してずっとこのことを言い続けているかのようにも見えてくる。習慣的にずっとやってきたことは「正しく感じ」ている。FM氏自身、

「正しい感じ」で朗誦しようとして、いつまでもどこまでも古い習慣的なやり方を継続していた辛い時期が何年もあった。評価というのは、正しい・間違っている、気持良い・悪い、好き・嫌いというようなことだ。もし変化を求めているにもかかわらず、正しい感じになるように、感じをあてにして行動すると、以前と同じやり方になって、必ず失敗する。これが感覚的評価はあてにならないということ。

　もしかして、思い方が変わり、動きが変われば、感じは変わるから、以前と「同じ感じ」はしない。それは大抵「誤った感じ」がする。にごった誤った感覚的評価を乗り越えるには、理知的な方向へ行くように思い、そうやって動くと、どんな感じか毎回違うという事実を知るだけでも、一歩進めるだろう。どんな感じか毎回違うということは、今まで経験した「正しい感じ、良い感じ」ではない、それだけのことだ。

　そこを観察し、簡単に「感じ」の中身を分類してみると、痛点・触覚・筋感覚などの知覚部分と、気持ちの部分とに分かれる。何らかの知覚があってそれを元に、気持ちで評価しているとする。ならば、知覚を訓練して観察力を高め、すなわち、見る聞く「感じる（痛点・触覚・筋感覚などの知覚部分）」能力が鋭敏になっていけば、そこでいったん考慮することもできる。何かを知覚して、それを元に生じて感覚的「評価」が起きるのだから、時間的に先に起きる知覚の部分がはっきり分類できて、時間的に後に起きる感覚的評価とは分け隔てられていることを実体験で了解していけば、必ず克服できる。神経系において、おそらく零コンマ何秒の世界で起きている反応を変化させるのだから、たゆまぬ訓練は必要である。レッスンによる適切な反復練習によって、徐々に知覚は正確になるし、どこまでも成長する。そうなると、もはや感覚的評価をあてにする必要がない。思いながら行動するようになっており、その時最適な手段がどこまでも上達していくであろう。

Stature　　身長

　FM氏の言葉では、身長が増加していく動きと、身長が減少していく動きとある。それをわかりやすく、身長が長くなる動き、あるいは、身長が短くなる動きと言い表した。人間は主に骨格で自分の体重を支えるようにデザインされているが、生育歴上いろいろな条件付けや刷り込みなどから筋肉で余計なことをやるようになってしまい、そうやって骨格で支える替わりに、別の筋肉を使って姿勢保持をしている人は世界中で見受けられる。

'The Use of the Self'

本来働くべき機構（メカニズム）が邪魔を受けずに動けば本来の身長で居られ、それを身長が長くなる動きと言う。一方で、本来働かさなくてもいい機構で動けばその分余計に筋肉が引っ張るから、身長が短くなる動きになる。

Stimulus　　刺激

我々は、刺激に対して反応する。そこを細かく見よう。

今までと同じ刺激に対して、反応を今までと同じにすることもでき、あるいはそこで反応を変えることも可能であろう。一方で、今までの刺激を変えれば、そうやって反応を変えることもできるし、あるいは別の刺激に対しても今までと同じ反応をすることもできる。

そうやって、刺激を選ぶことができ、対応する反応を選ぶことができるとしたら、どうなるだろうか。もし、変えたい問題行動が自分にあったとして、行動にいたる道筋において刺激と反応を分析し、そこで変化させることができれば、行動の変化は十分可能になるだろう。FM 氏の場合は当初、シェイクスピアの朗誦をする際に同じ刺激で同じ反応を繰り返し、その結果、声を失った。ここでもし仮に、朗誦家として朗誦するという刺激を変化させて、八百屋になるとか銀行員になるとか選んでいたら、普通に話すことはできただろうし、FM 氏の反応によってはそれで幸せな人生になったかもしれない。しかし、彼は敢えて困難に見える道を選びなおし、朗誦をする中身を熟考して検証し、過去の刺激で引き起こす反応をやらないようにするために、別の刺激を自分で自分に出し、それに対して反応を選択しなおして、何年もかけて再び朗誦家として復活した。その後、自分の開発したテクニックそのものの追求と生徒へ教えることのほうが、朗誦より楽しくなってしまって、刺激も反応も徐々に、しかし、最終的にはとてつもない可能性へと開かれていった。

Thinking in activity

思いながら行動する。行動中に考える。思いを継続しながら行動をする。

FM 氏が発見に基づいて練習を重ねていた初期に、普通に立ったり歩いたりする時には、身長が長くなるやり方ができるようになった。ところがそれはできるのに、いざ朗誦しようとすると、クビを固めアタマを後ろへ下へやって、喉や他の部位にも一連の干渉を起こしてしまう期間が続いていた。話す、と思ったとた

んに、以前の癖になってしまっていたからだ。そこで、思いながら行動するという練習を重ねることにする。実際「思いながら行動する」という表現はどうやらジョン＝デューイ教授が言い出したようである。とにかく、立ったり歩いたりしている時にできている関係を思いながらいろいろな行動をするように、話すときにも応用していけるようになったら、アタマを後ろに下に引き下げることなしに、すなわち、身長が長くなるやり方で、朗誦できるようになった。そして、その発声は以前以上に優雅で、朗々と響き、呼吸も心身もラクで、表現力は増し、最小のエネルギーで最大の効果が生まれるやり方にどこまでも進化していくようになった。

　我々のほとんどは朗誦家ではないが、別の日常生活やパフォーマンスなどどんな行動にも、思いながら行動するやり方を応用していけば、すべての分野で改善が進むと現在ではわかっている。

Torso　　胴体

　人間有機体について表わすのに、いろいろな視点がある。上半身・下半身という分類もあるが、誰か知らない人にいきなり下半身のお話をしようなどというと困ったことになるからやめた方がいい。では、ひとつの見解として、ひとつのアタマとひとつのカラダとし、そしてカラダは胴体と四肢でできていると思ったらどうだろうか。四肢とは手足のことで、四肢の骨格は胴体から離れてついているが、四肢を動かす筋肉群の大きな部分は背中にあり、背中は胴体にある。爬虫類の亀に再び登場してもらえば理解しやすい。甲羅の大きさは数秒では変わらないとしても、胴体にある筋肉を収縮させると、四肢は短くなり、アタマも埋もれて、全体に小さく短くなる動きになる。一方で、伸びていく動きになれば、胴体から四肢が離れて行き、アタマも胴体から離れていく方向へいくだろう。

　ところが厳密には、中身も含めた動きの始まりは頭（脳）からで、そこから胴体や四肢に影響するようで、そのときには、全部一緒に一つずつ順番に動く（All together, one after the other）。

Unified Field of Attention
統合された領域へ気付きを高めていく。気付きの統一場。

　統一場という物理学用語をもじったのかもしれない。とにかく、気付きが高ま

ると、人類が過去にやってきた物事を成し遂げるのにがんばって「集中」してきたやり方とは正反対になる。例として肩こりを挙げる。肩が痛いから肩をもんだり、肩のストレッチをしたり集中的にやったとしても、しばらくしたらぶり返すだろう。一方で、統合された領域へ気付きを高めていくなら、アタマとクビから始まる関係を見なおすところから、座り方や足の使い方など含めた全身の使い方を改善する。加えて、作業環境も見直して、事務職なら机の高さや照度、事務をする様子（パソコンの位置や角度など）を総合的に改善へ向けていく。そうすれば、局部の症状は道筋のうちに減少していくであろう。

Use　　使う。使い方。使っている。全身に現われる使い方。
Wrong and misdirected　　誤っており方向が間違っている（使い方）
New and improved　　新しく改善されていく（使い方）

　FM氏によれば、他に良い表現が見つからないからUseというしかないのだそうだ。ある部分に特定の状況が発見された場合に、視点を変えて全身を観察すれば、特定の部位に限らず、全身で全部の部位もお互いに影響しあっているとわかる。その部位も全体のこともUseと表現している。

　FM氏が失声を自分で何とかしようと観察を開始した当初に、声が出るところは喉だから、その付近をよくよく見るのは当然である。喉周辺、アタマとクビの辺での観察としては、アタマを下へ後ろへやり、喉頭を押しつぶし、呼吸を口から音がするほど吸い込んでいるとわかった。大きな発見のあったアタマとクビの周辺が、特定の部位といえよう。それが、研究が進むにつれ、アタマを動かせばなんとかなるだろうと試みても、アタマだけではうまくいかないとわかり、胸や腕や脚やその他様々な部分が全部で一連の変化をしていく必要があるとわかった。理屈がわかっても、やり方を研究中のこの時点では、アタマとクビの関係において新しく改善されていく使い方をしようとしたのだが、胸や背中や他の部位では誤っており方向が間違っている使い方のままだったので、まだ全体としては、誤っており方向が間違っている使い方が勝っており、声を完全に取り戻すところまでには至らず、失敗が続いていた。そこで気付いたことは、演劇教師から指導を受けた足のことで、英語のfoot、両足でfeetというと、くるぶしからかかと・つま先・足の裏まで全部含んだ部位だが、そのfeetで特別なことをやるように指導され、がんばって練習して朗誦してきたことだった。（日本語には厳密に言うとfeet

に当たる言葉がない。）それで、最終的に散々な苦労をして、feet でやっていた余計なことをやらないようになって初めて、アタマが行きたい方向へ動くことができるようになり、その時にやっと、新しく改善されていく使い方になっていけると心身ともにわかったようだ。

　まとめると、FM 氏が声を取り戻すのに、結局、足の裏までずっと変化する必要があったと言う発見である。それを、使い方という。誰が何をやっていても、その行動全てにおいて、使い方が影響して機能する。（Use affects functioning.）

Vocal organs　　発声器官

　解剖学的には声帯を中心に、呼吸器である肺や気管支、唇・口・舌などの部位になるだろうし、それだけでもかなりの器官数に及び、調査するには大変な労力が必要だろう。

　視点を変えて FM 氏の発見では、全身、つまり、使い方が重要であると言う結論になる。発声器官を部位として取り上げても、有機体全体の使い方がどうなっているのかという思いに至らなければ、彼は声を取り戻すことができなかっただろうし、それは彼の特異体質ではなく、どうやら全人類に共通の性質であるという発見であった。

Will　　やろうとする。つもり。やってるつもり。意思。意図。

　AT の文脈では、やろうとすることは曲者である。やる気がなくさぼっていては当然物事の成就はおぼつかない。かといって、やろうとすると、今までのやり方でがんばる事になるだろうし、そうなればいかに上手にやろうと意気込んでも、今までと全く同じ結果になるのは当然である。例のゴルファーや吃音者は、このやろうとする意思によってどこまでも、うまく成し遂げたい事柄から離れる方に行くしかなくなっている。やろうとして近づこうとすればするほど、結果から遠ざかるのだ。やろうとしているのに、遠ざかっているなんて信じられないから、また同じようにやろうとしてますます遠ざかる。そんな繰り返しをしている全人類である。

　もし、それを変えたいのなら、私の発見を利用して、その時最適な手段を使われませんか、というのが FM＝ アレクサンダーの遺言（will）であろうか。
（翻訳者　解説など書き下ろし部分の執筆者）

横江 大樹（DJ）　よこえ・だいじゅ
ATI：アレクサンダーテクニークインターナショナル
教師認定スポンサー・メンバーシップ委員会委員長
ATJ：アレクサンダーテクニークジャパン主宰
AT 教師・AT 教師養成トレーナー
SHIN Code NLP（NLPJ）NLP ジャパン主宰など
昔は、気のいいおっさんブルースマンでギター・ハー
プ・作詞作曲などもやっていました。

名古屋教室

　〒 464-0075 愛知県名古屋市千種区内山 3-25-6

　千種ターミナルビル 901 号室

　Phone/Fax　052-733-9271

本書は 2012 年に私家版として発行しました。
「マージョリー＝バーストーの紹介文」の権利関係が不明でしたが、
その後の調査でご遺族と連絡がつき快諾を頂きました。
本書では、ＦＭ氏の第一作『人類の最高遺産』と二作『建設的に意識
調整するヒト』について日本語版未訳と記述されていますがすでに発
売されております。

自己の使い方

2019 年 3 月 31 日　　第 1 刷発行　　（定価はカバーに表示してあります）

著　者	F.M. アレクサンダー
訳　者	Ａ Ｔ Ｊ
発行者	山口　章

発行所　　名古屋市中区大須 1 丁目 16 番 29 号
　　　　　電話 052-218-7808　　FAX052-218-7709　　風媒社
　　　　　http://www.fubaisha.com/

乱丁・落丁本はお取り替えいたします。　＊印刷・製本／モリモト印刷
ISBN978-4-8331-5356-0